面向人民健康
提升健康素养

相约健康百科丛书

面向人民健康
提升健康素养

相约健康百科丛书

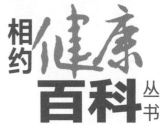

就医问药系列

老年人就医指导

主编 雷光华 于普林

人民卫生出版社
·北京·

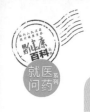

本书编委会

陈竺院士
说健康

总　序

　　人民健康是现代化最重要的指标之一，也是人民幸福生活的基础。党的二十大报告明确到 2035 年建成健康中国。社会各界，尤其是全国医疗卫生工作者，要坚持以人民为中心的发展思想，把保障人民健康放在优先发展的战略位置，加快推进健康中国建设，全方位全周期保障人民健康，为实现"两个一百年"奋斗目标、实现中华民族伟大复兴的中国梦打下坚实的健康基础，为共建人类卫生健康共同体作出应有的贡献。

　　为助力健康中国建设，提升人民健康素养，人民卫生出版社（以下简称"人卫社"）联合相关学（协）会、平台、媒体共同策划，整合各方优势、创新传播途径，打造高质量的纸数融合立体化传播健康知识普及出版物《相约健康百科丛书》（以下简称"丛书"）。丛书通过图书、新媒体、互联网平台等全媒体，努力为人民群众提供全生命周期的健康知识服务。在深入了解丛书的策划方案、组织管理和工作安排后，我欣然接受了邀请，担任丛书专家指导委员会主任委员，主要基于以下考虑。

　　建设健康中国，人人享有健康。党的十八大以来，以习近平同志为核心的党中央一直高度重视、持续推动健康中国建设。2016 年党中央、国务院印发的《"健康中国 2030"规划纲要》指出，推进健康中国建设，是全面建成小康社会、基本实现社会主义现代化的重要基础，是全面提升中华民族健康素质、实现人民健康与经济社会协调发展的国家战略。健康中国的主题是"共建共享、全民健康"，共建共享是基本路径，

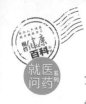

全民健康是根本目的。人人参与、人人尽力、人人享有，实现全民健康，需要全社会共同努力。党的二十大对新时代新征程上推进健康中国建设作出新的战略部署，赋予了新的任务使命，提出"把保障人民健康放在优先发展的战略位置，完善人民健康促进政策"。丛书建设抓住了健康中国建设的核心要义。

提升健康素养，需要终身学习。健康素养是人的一种能力：它能够帮助个人获取和理解基本的健康信息和服务，并能运用其作出正确的判断和决定，以维持并促进自己的健康。2008 年 1 月，卫生部发布《中国公民健康素养——基本知识与技能（试行）》，首次以政府文件的形式界定了居民健康素养，我很高兴签发了这份文件。此后，我持续关注该工作的进展和成效。经过多年的不懈努力，我国健康素养促进工作蓬勃发展，居民健康素养水平从 2009 年的 6.48% 上升至 2021 年的25.4%，人民健康状况和基本医疗卫生服务的公平性、可及性持续改善，主要健康指标居于中高收入国家前列，为以中国式现代化全面推进中华民族伟大复兴奠定了坚实的健康基础。健康素养需要持续地学习和养成，丛书正是致力于此。

健康第一责任人，是我们自己。2019 年 12 月，十三届全国人大常委会第十五次会议通过了《中华人民共和国基本医疗卫生与健康促进法》，该法第六十九条提出"公民是自己健康的第一责任人，树立和践行对自己健康负责的健康管理理念，主动学习健康知识，提高健康素养，加强健康管理。倡导家庭成员相互关爱，形成符合自身和家庭特点的健康生活方式。"从国家法律到健康中国战略，都强调每个人是自己健康的第一责任人。只有人人都具备了良好的健康素养，成为自己健康的第一责任人，健康中国才有了最坚实的基础。丛书始终秉持了这一理念，能够切实帮助读者承担起自己的健康责任。

接受丛书编著邀请后，我多次听取了丛书工作委员会和人卫社的汇报，提出了一些建议，并录制了"院士说健康"视频。我很高兴能以此项工作为依托，为人民健康多做些有意义的工作。丛书工作委员会和人卫社的同仁们一致认为，这件事做好了，对提高国民特别是青少年健康素养意义重大！

2022 年 11 月，在丛书启动会议上，我提出丛书建设要做到心系于民、科学严谨、质量第一、无私奉献四点希望。2023 年 9 月，丛书"健康一生系列"正式出版！丛书建设者们高度负责、团结协作，严谨、创新、务实地推进丛书建设，让我对丛书即将发挥的作用充满了信心，也对健康科普工作有了更多的思考。

一是健康科普工作需把社会责任放在首位。丛书为做好顶层设计，邀请一批院士担任专家指导委员会的成员。院士们的本职工作非常繁忙，但他们仍以极高的热情投入丛书建设中，指导把关、录制视频，担任健康代言人，身体力行地参与健康科普工作。全国广大医务工作者也要积极行动起来，把社会责任放在首位，践行习近平总书记提出的"科技创新、科学普及是实现创新发展的两翼"之工作要求，把健康科学普及放在与医药科技创新同等重要的位置，防治并重，守护人民健康。

二是健康科普工作应始终心系于民。健康科普需要找准人民群众普遍关心的健康问题，有针对性地开展工作，方能事半功倍。丛书每一个系列都将开展健康问题征集活动，"健康一生系列"收集了两万余个来自大众的健康问题，说明人民群众的健康需求是旺盛的，对专家解答是企盼的。丛书组织专家对这些问题进行了认真的整理、分析和解答，并在正式出版前后组织群众试读活动，以不断改进工作，提升质量，满足人民健康需求，这些都是服务于民的重要体现。丛书更是积极尝试应用新

技术新方法，为科普传播模式创新赋能，强化场景化应用，努力探索克服健康科普"知易行难"这个最大的难题。

三是健康科普工作须坚持高质量原则。高质量发展是中国式现代化的本质要求之一。健康科普工作事关人民健康，须遵从"人民至上、生命至上"的理念，把质量放在最重要的位置，以人民群众喜闻乐见的方式，传递科学的、权威的、通俗易懂的健康知识，要在健康科普工作中塑造尊重科学、学习科学、践行科学之风，让"伪科学""健康谣言""假专家"无处遁形。丛书工作委员会、各编委会坚持了这一原则，将质量要求落实到每一个环节。

四是健康科普工作要注重创新。不同的时代，健康需求发生着变化，健康科普方式也应与时俱进，才能做到精准、有效。丛书建设模式创新也是耳目一新，比如立足不同的应用场景，面向未来健康需求的无限可能，设计了"1+N"的丛书系列开放体系，成熟一个系列就开发一个；充分发挥专业学（协）会和权威专家作用，对每个系列的分册构建进行充分研讨，提出要从健康科普"读者视角"着眼，构建具有中国特色的国民健康知识体系；精心设计各分册内容结构和具有中华民族特色的系列 IP 形象；针对人民接受健康知识的主要渠道从纸媒向互联网转移的特点，设计纸数融合图书与在线健康知识问答库结合，文字、图片、视频、动画等联动的全媒体传播模式，全方位、全媒体、全生命周期服务人民健康等。

五是健康科普工作需要高水平人才队伍。人才是所有事业的第一资源。丛书除自身的出版传播外，着眼于健康中国建设大局，建立编写团队组建、遴选与培养的系列流程，开展了编写过程和团队建设研究，组建来自全国，老、中、青结合的高水平编者团队，且每个分册都通过编写过程的管理努力提升作者的健康科普能力。这项工作非常有意义。希望未来，越来越多的卫生健康工作者能以高度的社会责任感、职业使命感，以无私奉献的精神参与到健康科普工作中，以更多更好的健康科普精品，服务人民健康。

衷心希望，通过驰而不息的建设，丛书能让健康中国、健康素养、健康第一责任人的理念深入人心，并转化为建设健康中国的重要动力，成为国民追求和促进健康的重要支撑。

衷心希望，能以大型健康科普精品丛书为依托，培养一支高水平的健康科普作者队伍，增强文化自信的建设力量，从而更好地为中华民族现代文明贡献健康力量。

衷心希望，读者朋友们积极行动起来，认真汲取《相约健康百科丛书》中的健康知识，把它们运用到自己的生活里，让自己更健康，也为健康中国建设作出每个公民的贡献！

中国红十字会会长

中国科学院院士

丛书专家指导委员会主任委员

2023 年 7 月

相约健康百科丛书

出版说明

健康是幸福生活最重要的指标，健康是 1，其他是后面的 0，没有 1，再多的 0 也没有意义。提升健康素养，是提高全民健康水平最根本、最经济、最有效的措施之一。党的二十大报告要求，加强国家科普能力建设，深化全民阅读活动。习近平总书记指出，科技创新、科学普及是实现创新发展的两翼，要把科学普及放在与科技创新同等重要的位置。在这一重要指示精神的指引下，人民卫生出版社（以下简称"人卫社"）努力探索让科学普及这"一翼"变得与科技创新同样强大，进而助力创新型国家建设。经过深入调研，团结广大医学科学家、健康传播专家、学（协）会、媒体、平台，共同策划出版《相约健康百科丛书》（以下简称"丛书"）。

为了帮助读者更好地了解和使用丛书，特将出版相关情况说明如下。

一、丛书建设目标

丛书努力实现五个建设目标，即：高质量出版健康科普精品，培养优秀的健康科普团队，创新数字赋能传播模式，打造知识共建共享平台，最终提升国民健康素养，服务健康中国行动落实和中华民族现代文明建设。

二、丛书体系构建

1. 丛书各系列分册设计遵从人民至上的理念，突出读者健康需求和

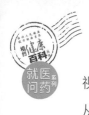

视角。各系列的分册设计经过多轮专家论证、读者健康需求调研，形成从读者需求入手进行分册设计的共识，更好地与读者形成共鸣，让读者愿意读、喜欢读，并能转化为自身健康生活方式和行为。

比如，丛书第一个系列"健康一生系列"，既不按医学学科分类，也不按人体系统分类，更不按病种分类，而是围绕每个人在日常生活中会遇到的健康相关问题和挑战分类。这个系列分别针对健康理念养成，到人生面临的生、老、病问题，再到每天一睁眼要面对的食、动、睡问题，最后到更高层次的养、乐、美问题，共设立 10 个分册，分别是《健康每一天》《健康始于孕育》《守护老年健康》《对疾病说不》《饮食的健康密码》《运动的健康密码》《睡眠的健康密码》《中医养生智慧》《快乐的健康密码》和《美丽的健康密码》。

2. 丛书努力构建从健康知识普及到健康行为指导的全生命周期全媒体的健康知识服务体系。依靠权威学（协）会和专家的反复多次研究论证，从读者的健康需求出发，丛书构建了"1+N"系列开放体系，即以"健康一生系列"为"1"；以不同人群、不同场景的不同健康需求或面临的挑战为"N"，成熟一个系列就开发一个系列。"主动健康系列""应急急救系列""就医问药系列""康养康复系列"，以及其他系列将在"十四五"期间陆续启动和出版。

3. 丛书建设有力贯彻落实"两翼论"精神，推动健康科普高质量创新发展。丛书除自身的出版传播外，还建立编写团队组建、遴选与培养的系列流程，开展了编写过程和团队建设研究，组建来自全国，老、中、青结合的高水平编者团队，并通过编写过程的管理努力提升作者的健康科普能力。丛书建设部分相关内容还努力申报了国家"十四五"主动健康和人口老龄化科技应对重点专项；以"《相约健康百科丛书》策划出版为基础探索全方位、立体化大众科普类图书出版新模式"为题，成功获得人卫研究院创新发展研究项目支持。

三、丛书创新特色

1. 体现科学性、权威性、严谨性。为做好丛书的顶层设计、项目实施和编写出版工作，保障科学性，成立丛书专家指导委员会、工作委员会和各分册编委会。

第十二届、十三届全国人大常委会副委员长，中国红十字会会长陈竺院士担任丛书专家指导委员会主任委员，国家卫生健康委员会副主任李斌、中国计划生育协会常务副会长于学军、中华预防医学会名誉会长王陇德院士、中国健康促进基金会荣誉理事长白书忠等担任副主任委员，三十余位院士应邀担任委员。专家们积极做好丛书顶层设计、指导把关工作，录制"院士说健康"视频，审阅书稿，甚至承担具体编写工作……他们率先垂范，以极高的社会责任感投入健康科普工作，为全国医务工作者参与健康科普工作树立了榜样。

人民卫生出版社、中国健康促进基金会、中国计划生育协会、中华预防医学会、中国科普研究所、全国科学技术名词审定委员会、健康报社、新华网客户端《新华大健康》等机构负责健康科普工作的领导和专家组成了丛书工作委员会，并成立了丛书工作组，形成每周例会、专题会、组建专班等工作机制，确保丛书建设的严谨性和高质量推进。

各系列各分册编委会均由相关学（协）会、医学院校、研究机构等领域具有卓越影响力的专家组成。专家们面对公众健康需求迫切，但优秀科普作品供给不足、科普内容良莠不齐的局面，均以极大的热忱投入丛书建设与编写工作中，召开编写会、审稿会、定稿会等各类会议，对架构反复研究，对内容精益求精，对表达字斟句酌，为丛书的科学性、

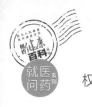

权威性和严谨性提供了可靠保证。

2. 彰显时代性、人民性、创新性。习近平总书记在文化传承发展座谈会上发表重要讲话，强调"在新的起点上继续推动文化繁荣、建设文化强国、建设中华民族现代文明，是我们在新时代新的文化使命"。丛书以"同中国具体实际相结合、同中华优秀传统文化相结合"理念为指导，彰显时代性、人民性、创新性。

丛书高度重视调查研究工作，各个系列都会开展面向全社会的问题征集活动，并将征集到的问题融入各个分册。此外，在正式出版前后都专门开展试读工作，以了解读者的真实感受，不断调整、优化工作思路和方法，实现内容"来自人民，根植人民，服务人民"。

在丛书整体设计和 IP 形象设计中，力求用中国元素讲好中国健康科普故事。丛书在全程管理方面始终坚持创新，在书稿撰写阶段，即采用人卫投审稿平台数字化编写方式，从源头实现"纸数融合"。在图书编写过程中，同步建设在线知识问答库。在图书出版后，实现纸媒、电子书、音频、视频同步传播，为不同人群的不同健康需求提供全媒体健康知识服务。

3. 突显全媒性、场景性、互动性。丛书采取纸电同步方式出版，读者可通过数字终端设备，如电脑、手机等进行阅读或"听书"；同时推出配套数字平台服务，读者可通过图书配套数字平台搜索健康知识，平台将通过文字、语音、直播等形式与读者互动。此外，丛书通过对内容的数字化、结构化、标引化，建立与健康场景化语词的映射关系，构建场景化知识图谱，利用人们接触的各类健康数字产品，精准地将健康知识推送至需求者的即时应用现场，努力探索克服健康科普"知易行难"这个最大的难题。

四、丛书的读者对象、内容设计和使用方法

参照《中国公民健康素养 66 条》锁定的目标人群，丛书读者对象定为接受九年义务教育及具备以上文化水平的人群，采用问答形式编写，重点选择大众日常生活中"应知道""想知道""不知道"和"怎么办"的问题。丛书重在解决"怎么办"，突出可操作性，架起大众对"预防为主"和"一般健康问题"从"为什么"到"怎么办"的桥梁，助力从"以治病为中心"向"以健康为中心"转变。

丛书是一套适合普通家庭阅读、查阅和收藏的健康科普书，覆盖日常生活中会遇到的常见健康问题。日常阅读，可以有效提升健康素养；遇到健康问题时查阅对应内容，可以达到答疑解惑、排忧解难的目的。此外，丛书还配有丰富的富媒体资源，扫码观看视频即可接收来自专家针对具体健康问题的进一步讲解。

《庄子·内篇·养生主》提醒我们："吾生也有涯，而知也无涯，以有涯随无涯，殆已！"如何有效地让无穷的医学知识转化为有限的健康素养，远远不止"授人以渔"这么简单，这需要以大型健康科普精品出版物为依托，培养一支高水平的健康科普作者队伍；需要积极推进相关领域教育、科技、人才三位一体发展，大力弘扬科学精神和科学家精神；还需要社会各界积极融健康入万策，并在此基础上努力建设健康科学文化，增强文化自信的建设力量，从而更好地为中华民族现代文明建设贡献健康力量。

衷心感谢丛书建设者们和读者们的大力支持，让我们共同努力，为健康中国建设和中华民族现代文明建设作出力所能及的贡献。

丛书工作委员会

2023 年 7 月

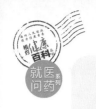

前　　言

　　我国是世界上老年人口规模最大、老龄化速度最快的国家之一，预计我国60岁及以上人口占总人口的比重到2025年将超过20%。随着年龄增长，老年人会逐渐出现认知、运动和感官等身体功能下降，全身各系统的衰老相关疾病发病率也会随之增高，据统计，78%的老年人至少患有一种慢性病。值得注意的是，相关疾病导致失能老年人的数量也在不断增加。

　　我国《"十四五"健康老龄化规划》明确指出，要"深入开展老年健康促进行动，持续发展和维护老年人健康生活所需要的内在能力，促进实现健康老龄化"。健康是保障老年人生活自理和参与社会活动的重要基础，健康老龄化不仅是推进健康中国战略的重要内容，也是积极应对人口老龄化的长久之计。在政府、医疗卫生系统和社会各界持之以恒的努力下，我国老年人的生活质量逐渐提高，健康意识不断增强，对老年人常见症状和疾病相关诊疗指导的需求也越来越高。然而，在信息爆炸的互联网时代，多来源、多渠道的健康科普知识纷繁复杂甚至鱼目混珠，常让老年人无所适从、难以选择，甚至"误入歧途"，因此，需要权威、科学的健康科普知识来指导老年人面对健康问题时能正确了解"是什么""为什么"，知道"怎么做"。

　　为解答大众在就医问药过程中的常见困惑，人民卫生出版社组织编写了《相约健康百科丛书》"就医问药系列"，《相约健康百科丛书——老年人就医指导》是"就医问药系列"中的分册之一，由来自国内16家三甲医院的老年医学、营养学、公共卫生、健康管理、健

周宏灏院士
说健康

康教育等多学科 21 位专家共同编写。本书聚焦老年人的常见病、多发病，构建了"积极老龄观与健康老龄化""老年综合征""各系统常见老年疾病"三大板块，共十章内容，并将前期面向老年群体征集到的 1 134 条健康问题凝练为老年人非常关心的近 150 个健康问题，症状与疾病结合，涵盖科学就医、合理用药、诊疗指导、日常护理和自我保健等内容。为了增强本书的可读性和实用性，使读者便于理解和查阅，在力求内容科学、表述准确的基础上，本书还设置了"健康加油站""健康术语""院士说健康""健康云课堂"等栏目，对相关内容进行解释、补充和延伸。

本书的正式出版，离不开丛书专家指导委员会的支持与指导，更离不开全体编写专家的辛勤付出，在此表示衷心感谢。特别感谢周宏灏院士拨冗担任本书"院士说健康"栏目的嘉宾。

希望本书能以通俗易懂的科普形式，向老年人群普及老年常见疾病和症状的科学应对措施，推动老年人对待疾病的态度由消极被动转向积极主动，为实现健康老龄化贡献绵薄之力。在本书编写过程中，全体编写人员本着科学严谨、求真务实的态度进行了认真的互审、互校，但仍难免存在不足与疏漏之处，恳请同道和广大读者提出宝贵的意见和建议。

雷光华　于普林

2024 年 4 月

目 录

第一章 积极老龄观与健康老龄化

第二章　老年综合征

第三章　老年神经精神疾病

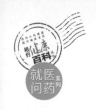

第四章　老年心血管疾病

第五章　老年呼吸系统疾病

一　老年呼吸道症状　188

第六章　老年消化系统疾病

第七章　老年运动系统疾病

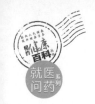

第八章　老年内分泌系统疾病

第九章　老年泌尿生殖系统疾病

第十章　其他老年常见健康问题

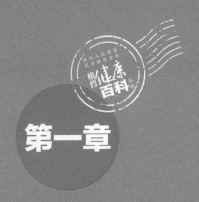

第一章

积极老龄观与健康老龄化

一

衰老
相关的变化

1. 如何**减慢衰老**的进程

"什么动物早上四条腿，中午两条腿，晚上三条腿？"这个著名的司芬克斯之谜，答案是"人"。这个谜语写出了人在不同年龄阶段的特点，"晚上三条腿"说的正是人至暮年拄拐行走的样子。随着年龄的增长，人体会发生一系列衰退性变化，这些变化被统称为衰老。那么应该如何减慢衰老的进程呢？

关键词 衰老进程 延缓衰老

专家说

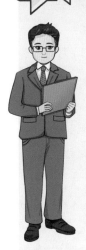

衰老是人体不可避免的生理变化，慢性病会加速人体的衰老进程，预防和控制慢性病可以减慢衰老的速度，生活环境和心理调控对于延缓衰老来说同样重要。

要减缓衰老的进程，老年人应该做到以下几点。

安静舒适的外界环境　恼人的噪声不仅妨碍了优质睡眠，还会造成老年人精神紧张和情绪激动。安静舒适的外界环境可以在一定程度上延缓衰老进程。

合理的作息，充足的休息　老年人应避免熬夜、昼夜颠倒，养成良好的作息习惯。合理补充褪黑素对于改善老年人的睡眠障碍具有确切作用。

保持良好的心态　衰老是所有人都需要经历的生命过程，老年人应学会接受衰老，拒绝年龄焦虑，乐观面对身体功能的减退，当无法调节自身情绪时，应

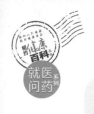

该及时求助心理医生。

树立正确的保健意识 每年进行一次体检，发现疾病要及时就医，在医生的指导下制订科学合理的锻炼计划和饮食计划，改变吸烟、酗酒等不良嗜好。

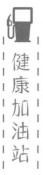

衰老会出现哪些变化

人体各器官系统都会出现退行性变化，表现出衰弱及病态的特征。如老年人心肌退化导致容易发生房性心律失常；血管老化、弹性下降，令老年人运动、应激时会出现明显的缺血、缺氧表现；随着老年人调节敏感性下降、呼吸肌逐渐萎缩等情况的发生发展，肺功能呈现下降趋势，肺炎的发病率随之增加；白发、白内障、骨质疏松、老年男性前列腺增生……这些都是各器官系统衰老带来的生理性变化。

从整体上看，衰老过程中有许多系统会发生变化，而其中最为突出的衰老变化是睡眠，常表现为入睡困难、深睡时间和整体睡眠时间缩短，这与老年人昼夜节律的变化相关。代谢综合征、抑郁症等各种慢性病会通过影响昼夜节律来影响老年人的睡眠，进而加速衰老的进程。

（林逸菲　柏勇平）

2. 为什么人老了 **记忆力**会变差

随着年龄的增长，很多老年人会感慨自己的记忆力一年比一年差，外出时总是忘记带钥匙、钱包，明明吃过饭了却认为自己没有吃饭……为什么人老了记忆力会变差？

专家说 引起老年人记忆力下降的原因大致可分为两个。

生理性因素 随着年龄的增长，人体各器官功能都会发生衰退，大脑也不例外，这种情况通常被称为"良性健忘症"，或年龄相关性记忆障碍，表现为对新近发生的事记不住，但仍记得过去的知识和经验，对工作和社会生活能力不会产生太大影响。如老年人在超市买了三件物品，虽然回家发现少了一件，但可以回忆起购物及回家路上的经历，回忆起这件物品有可能丢在哪些地方，这就是良性老年性健忘。

病理性因素 如阿尔茨海默病和脑卒中，长期患高血压、糖尿病、慢性酒精中毒或长期缺乏 B 族维生素、维生素 D，患者不仅常表现为记不住新近发生的事，远事记忆也发生减退，甚至严重影响日常生活，如烧水、做饭后忘记关火，不认得回家的路、不认识熟悉的人。出现这种情况提示记忆力下降大概率属于

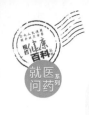

病理性，应引起家属的重视。此时家属应该尽早带老年人去医院就诊，完善相关检查和评估，进而采取针对性措施。

（黄蕴灵 李 帅）

3. 如何做到**健康老龄化**

人口老龄化已成为目前全球一项亟待解决的问题，2020 年全球 60 岁及以上老年人超过 10 亿，占全球人口总数的 13.5%。我国人口老龄化问题同样严峻，"十四五"时期，我国 60 岁及以上人口占总人口的比例将超过 20%，进入中度老龄化社会。针对全球人口老龄化问题，世界卫生组织（WHO）在 2015 年的《关于老龄化与健康的全球报告》中强调了"健康老龄化"理念，那么什么是"健康老龄化"呢？

 专家说

什么是"健康老龄化" 是指使老年人保持生理与心理健康，以及拥有良好的社会适应能力，使社会形成适合老年人生活的良好氛围，完善配套制度、设施，促使老年人健康、预期寿命延长等。

如何做到健康老龄化 首先，要树立科学、积极

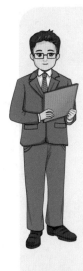

的老龄观，消除年龄歧视。衰老是自然规律，没有人可以长生不老。人到老年并不意味着负担和包袱，俗话说"家有一老，如有一宝"，老年人是社会发展的重要组成部分。已经步入老年和即将步入老年的朋友要对衰老保持积极的心态，成为阳光开朗的老年人。

其次，老年人要重视自己的健康管理，可以通过医疗机构、社区、主流媒体等的宣传了解更多的健康知识，在日常生活中保持合理膳食和良好作息、适度运动、戒烟限酒，主动定期体检，提高自己对高血压、糖尿病、冠心病、骨质疏松症等老年人常见疾病的认知，对自己的健康负责。

最后，老年人要注意身心健康的同步发展。通常在退休后，部分老年人无法适应身份和生活重心的转变，有可能产生孤独、焦虑等不良情绪。对此，提倡老年人从家里走出来，多结交朋友、多参加集体活动、多与外界交流，如和三五好友一起下棋、打麻将、跳广场舞。同时，鼓励子女常回家看望父母，一家人多团聚、多关心，营造良好的家庭氛围。

（李若杉　尚秋扬）

一

健康饮食与
营养补充

4. 老年人如何养成
健康的饮食习惯

健康的饮食习惯对于老年人的身体健康至关重要，膳食营养是保证老年人健康的基础。那么，老年人应该如何养成健康的饮食习惯呢？

专家说

老年人的营养和饮食具有特殊性，需要把握以下六个原则。

食物多样、荤素搭配　每天的食物应包括五大类，即谷薯类、鱼禽肉蛋类、豆类奶类、蔬菜水果类和油脂，最好每天能摄入 12 种以上食物。主食应粗细搭配，主食摄入量为每天 200~300g，如果消化功能较好，建议适当吃些全谷物食物食品或粗粮。

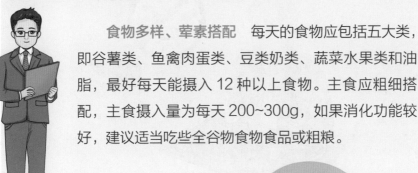

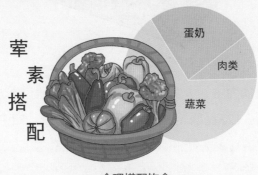

荤素搭配

蛋奶

肉类

蔬菜

合理搭配饮食
注意营养均衡

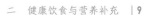

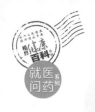

摄入优质蛋白、足量饮水 动物类食物是优质蛋白的重要来源。建议每天摄入鱼类等水产品 40~75g、蛋类 40~50g、禽畜肉 40~75g，每天饮用 250~300mL 鲜牛奶或相当量的奶制品。适量摄入大豆及其制品，如豆浆、豆腐、豆干，平时注意补充水分。

多吃蔬菜、少油少盐 建议每天摄入 300~500g 蔬菜，其中深色蔬菜占总量的 50% 以上；水果推荐量为每天 200g 左右。饮食避免重油重盐，每日用盐一般不超过 5g，少吃腌制食品，每日用油量限制在 25g 以内，可选用多种植物油，少用煎炸的烹调方式，这样可以预防高血压和冠心病的发生。

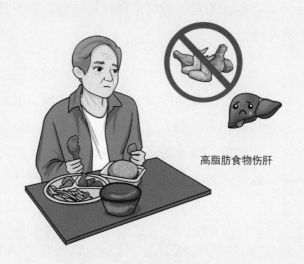

高脂肪食物伤肝

软食为主、少食多餐 部分老年人牙齿松动或脱落，消化功能减退，故应以易咀嚼、消化的食物为主，如牛奶、豆浆、稠稀饭、馄饨等，少吃油炸食品和干硬食品，如油饼、火烧。老年人进餐应定时、定量，全天食物分配到 4~5 餐，这样既可以保证身体获得较充足的热量，也有利于营养物质的吸收和利用。

积极运动、维持体重 "生命在于运动"，老年人应该根据身体条件选择适宜的运动并长期坚持下去。对于有基础疾病的老年人，可以在医生的指导下进行运动。体重不足往往伴有肌少症和营养不良，一方面会影响老年人的活动能力，容易跌倒；另一方面，营养不良会影响免疫功能。超重、肥胖会增加高血压、心脑血管疾病、糖尿病等代谢性疾病的发病风险，故应维持适宜体重。

适量饮茶、切勿吸烟 适量饮茶能增强血管弹性和渗透性，可以预防/改善高血压，但茶不宜过浓，以防失眠。老年人往往患有呼吸系统疾病，因此应该戒烟。

健康前沿

"民以食为天"，饮食直接影响着我们的健康。国际医学权威杂志《柳叶刀》早在 2019 年就发布了对全球 195 个国家饮食结构与健康的影响研究，这是截至目前最权威的大型研究。该研究主要分析了每种饮食的摄入量、饮食对疾病终点的影响以及与最低死亡风险相关的摄入量水平。我国因饮食结构问题造成的心血管疾病病死率、癌症病死率位列全球人口前二十国之首。到底是哪些饮食问题导致死亡率和疾病负担升高呢？

在 15 项不良饮食习惯中，致死率排名前三的饮食方式分别是高钠饮食、全谷物摄入不足和蔬果摄入不足。平时大家最为忌讳的高油高糖饮食反而不是最强的"饮食杀手"。也就是说，我们吃的食物都偏咸，

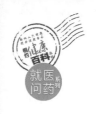

而且杂粮及蔬果的摄入量偏少。据该研究统计，2017全年与高钠饮食及杂粮摄入不足相关的死亡人口均达300万，200万死亡人口与蔬果摄入不足有关，全球近20%的死亡案例是饮食问题导致的，而在我国这个比例更高。

此外，该项研究全面展示了饮食对非传染性疾病病死率和发病率的潜在影响，强调了改善饮食结构的必要性。对此，《柳叶刀》给出了饮食建议，并在文章中直接提出了各种食物的推荐摄入量。

1. 减少食物中的盐　饮食中钠的摄入大部分来自食用盐。《中国居民膳食指南（2022）》推荐每日摄入盐少于5g，《柳叶刀》要求更严格，认为最佳标准在3g左右，而中国人每天摄入的食盐量约为9.2g，远高于推荐摄入量。

2. 多吃谷物类食物　谷物类食物含有丰富的膳食纤维，能促进肠胃蠕动，加速有害物质排出，降低疾病的发生风险。根据《中国居民膳食指南（2022）》推荐，我国成人每日应摄入谷类50~150g。日常生活中，可以用谷物类食物，如燕麦、小米、高粱、玉米等代替部分精细化主食，但不要长期单一地吃同一类谷物，要注意更换种类，与主食搭配，做到均衡饮食。

3. 多吃蔬菜和水果　蔬菜和水果中含有丰富的维生素、膳食纤维和植物功能成分，不仅可以提供人体必需的营养素，而且还有助于改善免疫力。《中国居民膳食指南（2022）》推荐，我国成人每日应摄入水果200~350g，蔬菜300~500g。日常生活中，最好做到"餐餐有蔬菜，天天有水果"。

（刘超然　王　丹）

关键词

5. 为什么不建议老年人吃

剩菜剩饭

食物中毒　亚硝酸盐　营养不良

很多老年人有吃剩菜剩饭的习惯，这是由于老年人往往认为剩饭剩菜扔掉可惜，于是储存在冰箱里第二天热一下再吃。节俭虽好，可是经常吃剩饭剩菜会给健康带来危害。

专家说

健康饮食对于维护老年人的健康非常重要。所有老年人均应重视食物的新鲜程度、合理的营养搭配、适当的热量摄取。吃饭可不是单纯为了填饱肚子，而是为了让身体更健康、更强壮，过更有质量的生活。

剩饭剩菜的危害

引发食物中毒　剩饭剩菜在冰箱中存放，可能被细菌和病毒污染。如果剩饭剩菜从冰箱中取出后未充分加热就直接食用，则可能导致食物中毒。轻者会发

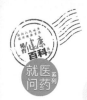

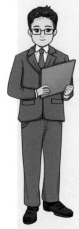

生恶心、呕吐、腹泻，严重者可能发生休克。

造成营养不良　剩饭剩菜中 B 族维生素和维生素 C 等水溶性维生素所剩无几，如果经常食用会导致营养不良，体质下降。

增加癌变的可能　剩饭剩菜中含有大量亚硝酸盐，其含量会在放置数日内达到高峰。亚硝酸盐与蛋白质中的胺类物质发生反应会产生亚硝胺，亚硝胺是强致癌物。因此，经常食用剩饭剩菜，患癌的概率会大大增加。

容易引发肠胃疾病　经过反复加热的饭菜中所含的淀粉是很难被肠胃道消化吸收的，如果长期食用反复加热的饭菜，有可能引发肠胃疾病。

（左辰喆　傅获寒）

6. 为什么老年人要预防
营养不良和贫血

人到老年，各个器官系统会随着年龄增长逐渐退化，容易患上各种慢性病。这些慢性病会逐渐消耗老年人的营养储备，进而造成营养不良、贫血等问题。如果不及时加以干预，改善老年人的营养状况，会进一步导致健康状况恶化，严重者甚至可能致残、致死。

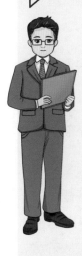

专家说

营养不良是贫血的常见原因，其中以缺铁性贫血比较常见。与年轻人相比，老年人营养不良和贫血的发生风险更高。老年人慢性病的发生率增高，身体的营养需求变大；同时由于食欲变差、消化不良，影响身体的营养补充；老年人常患有口腔疾病，不再愿意吃肉类或坚果等需要费力咀嚼的食物……这些都会增加老年人营养不良和贫血的风险。

如何判断营养不良

对于老年人来说，进行营养筛查是发现营养不良的关键。作为金标准之一的全球营养不良领导倡议（GLIM）认为，"两种诱因""三个表型"中存在至少一项时，即可诊断为营养不良。

两种诱因 吃的量／食物品种少；存在严重的疾病／炎症。

三个表型 肌肉量减少；非预期体重减少；低BMI（70岁以下人群BMI＜18.5kg/m^2，70岁及以上人群BMI＜22kg/m^2）。

如何预防营养不良

对于营养不良，专家建议以预防为主。

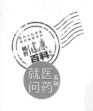

1. 确保食物的多样性，避免长时间重复进食相同的食物。

2. 多吃新鲜蔬菜、水果来补充维生素，同时可食用豆类和薯类制品增加营养。

3. 确保充足的蛋白质供应，每天食用蛋类、乳制品、鱼禽或者瘦肉等。

4. 推荐清淡少盐低脂饮食，避免消化不良，推荐将食物做得软烂，方便进食。

5. 足量饮水，尽量戒烟戒酒，必要时采用膳食补充剂补充营养。

此外，应该及时积极处理已有的慢性病或口腔问题（如缺牙、蛀牙），定期体检预防肿瘤等可能导致营养不良的慢性消耗性疾病，以上措施可以有效预防营养不良。对于贫血的老年人，通常建议在加强营养的同时治疗引起贫血的原发病。

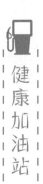

老年人贫血的常见症状

一般表现　乏力、消瘦、面色苍白或焦黄、体力减退、水肿等。

心血管系统表现　心悸、气短、胸闷、憋喘等，甚至出现心功能不全的症状。

神经系统表现　神志不清、情感淡漠、妄想及大、小便失禁等。

消化系统表现 食欲不振、恶心、反胃等。

"营养学之父"郑集先生的故事

郑集（1900—2010 年），四川南溪人，我国生物化学、营养学先导者，衰老与抗衰老研究的奠基人，先后参与创办了中国营养学会、生物化学会，南京大学博士研究生导师，一生发表诸多学术著作。

郑集教授生于战乱年代，自幼家境贫寒，体弱多病，他多次因疾病、贫穷中途辍学，但即便在家务农也不忘远大志向。他自学考入国立东南大学（今南京大学前身）生物系，1930 年赴美国留学。留学之前，他写道："要把中国生物化学这片沙漠，变成林茂草丰的绿洲，这是我至高无上的理想。"他进入美国俄亥俄州州立大学专攻生物化学，并于耶鲁大学、印第安纳大学学习，1936 年获博士学位。回国后创办生物化学研究所，为我国培养了大批生物化学领域人才。

郑集教授不仅是出色的生化学家，还是营养学大师。中华人民共和国成立前，民众普遍营养不良，体质孱弱，被列强扣上"东亚病夫"的侮辱性"帽子"，这令他十分痛心。为改善民众的营养状况，郑集教授开始潜心研究营养学，立志通过自己所学来实现"科学救国"的理想。抗日战争时期，国内物

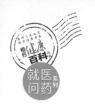

资匮乏，郑集教授始终关心军民的营养问题，通过大量调查研究提出了"中国国民最低营养需要"等科学数据。他还走出实验室，为杂志、电台撰写一系列科普文章。1949年元旦，面对国民党统治集团的南迁命令，郑集教授团结广大师生坚决反对学校南迁，进行爱国护校斗争，为中华人民共和国留住了许多专业人才，他们中的绝大多数后来成为建设新中国的中流砥柱。

进入古稀之年，郑集教授又对人体衰老产生了浓厚兴趣，开始研究衰老机制，提出衰老机制的代谢失调学说，为中国的衰老生化学科奠定了基础。他认为细胞代谢功能失调是衰老的主要原因。巨大的精神压力、不良的生活方式、噪声等环境因素会人为地干扰或破坏自然衰老的过程。要想延缓人体衰老，就要适当调整人的精神生活和物质生活。总结起来就是四点：情绪稳定、规律生活、合理膳食、坚持运动。70岁才开始研究衰老与抗衰老科学的郑集，通过自己的实践，知行合一，活到了110岁高龄。

古语有云："仁者寿"，这句话在郑集教授身上得到了印证。郑集教授晚年曾变卖房产，将所得金钱捐给学校和社会，设立奖学金和学术基金。他在中国生物化学、营养学与抗衰老学领域留下的科研成果和个人经验，同样也是一笔巨大的财富，值得后人学习和借鉴。

健康
云课堂

如何合理选用营养补充剂

（刘祥镔　王雪瑞　朱炫萌）

三

运动与
功能锻炼

7. 老年人应该如何进行
运动健身

关键词

众所周知，适度的体力活动有助于改善老年人的躯体功能和生活质量、减缓疾病的发生发展；运动健身是一种有计划、有组织的重复性体力活动，既可作为部分疾病的治疗手段，也可作为一种预防措施，以维持人体的生理功能，预防或改善生活方式相关疾病。

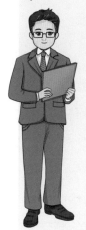

老年人在运动时需要把握适宜的运动量和运动强度，同时还要考虑个体对特定运动方式的适应性。运动量和运动强度并不是越大越好，剧烈运动往往会破坏人体内外运动的平衡，加速体内某些器官的"磨损"，导致部分生理功能的失调。参照 2023 年发布的《老年人运动管理国际专家共识指南解读》，老年人可参考的运动模式如下。

抗阻训练 可改善肌肉力量和质量，建议主要针对上半身和下半身涉及功能和移动能力的 8~10 个主要肌肉群，每周进行 2~3 次抗阻训练，可以从开始的 1~2 组逐渐增加至 2~3 组，重复 8~12 次。运动强度建议从 1 次重复最大力量的 30%~40% 开始，逐步提高到 70%~80%，每组之间休息 1~3 分钟。

运动强度 抗阻训练 爆发力训练 平衡训练 有氧训练

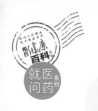

爆发力训练　爆发力是指在最短时间内克服阻力的能力，有助于维持老年人的功能状态。爆发力训练可以单独练习，也可以与抗阻训练结合，但目前关于爆发力训练的最佳运动强度尚存在争议。

平衡训练　推荐每次 1~2 组，包含 4~10 种不同静态和动态姿势的平衡练习，每周 1~7 次。建议老年人应在安全的环境下进行平衡训练，避免跌倒。运动强度应该遵循渐进式增加的原则。

步态训练　主要通过有氧运动形式进行练习，如行走时改变步速和方向、在跑步机上走路、上台阶和爬楼梯等均是改善有氧适能、步态和移动能力的有效步态训练方式。在训练的最初几周内，运动时间可从开始的 5~10 分钟或更短，逐步延长到 20~30 分钟。运动强度可以从中等强度增加到剧烈强度，具体强度可以通过心率进行评估。

有氧训练　应作为健康和衰弱老年人日常锻炼的重要组成部分。推荐每周 3~7 天，每次 20~60 分钟的有氧训练，运动时间可从开始的 5~10 分钟，逐步延长到 15~30 分钟。有氧运动的强度应同样遵循渐进式增加的原则。

多组分训练　通常包括抗阻训练、爆发力训练、平衡训练、步态训练和有氧训练计划的各种组合，也包括逐渐增加单个运动的量、强度和复杂性。

（徐贺凯　彭园园）

8. 在什么情况下老年人不适合运动或应该**停止运动**

关键词

运动 停止运动 量力而为

随着我国经济发展，人民生活质量和医疗水平不断提高，老龄化社会已经悄然而至，基数庞大的老年人群愈发关注自身的健康状况。越来越多的老年人开始通过各种方式锻炼身体，如太极拳、广场舞、打陀螺、散步，但若在自身条件不允许的情况下贸然运动，反而会对健康起到"反作用"。

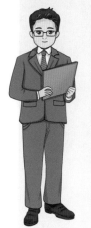

世界卫生组织于 2020 年发布了《关于身体活动和久坐行为指南》，建议所有老年人应在自身能力允许的范围内进行身体活动，量力而为。但在以下情况下，老年人不宜运动。

病发止动 老年人或多或少患有一些慢性病，如高血压、冠心病、慢性阻塞性肺疾病，在运动过程中可能出现一些身体不适，如胸闷、头晕、呼吸困难，在这个时候需要立即停止运动，停下休息或服用携带的应急药物。若采取上述措施后情况仍然未见好转，应及时告知亲人或寻求周围人的帮助，尽快前往医院就诊。

极端天气不宜外出运动 户外运动前应当关注气候环境是否适合，大雪、大雨、烈日等过冷过热的极

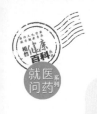

端天气均不适合进行户外运动，可以改为室内运动或等到天气条件好转后再外出运动。

过饱或过饥不宜运动　许多老年人喜欢吃完晚饭后出门运动，但是如果晚饭吃得太饱，立即运动容易引发肠梗阻、肠扭转等疾病。建议老年人饭后应适当休息，待食物消化一段时间后再外出运动。此外，饥饿的时候也不建议外出运动，老年人自身调节能力较差，容易出现低血糖，引起头晕甚至跌倒。

情绪不稳定时不宜运动　老年人若是在十分伤心或愤怒的情况下运动，容易无法集中注意力，一些休闲健身器械操作不当容易发生意外，因此老年人应当在心情愉悦时运动。

（高　明　王　彪　柏勇平）

9. 老年人应该如何
锻炼肺功能

我们往往会认为呼吸是人的本能，少有留意或想到要去刻意锻炼。然而，随着年龄的增长，老年人的呼吸系统会逐渐老化衰退，肺功能也会逐步下降。一般而言，肺功能的衰退会在 65 岁之后变得较为明显，主要表现为气急和气短，尤其以活动后加重为特点，而适宜的锻炼方式对延缓器官衰退和功能下降有着积极的作用。那么，老年人应该如何锻炼肺功能呢？

专家说

呼吸靠的是肌肉的力量，在呼吸时必须使用的肌肉统称为"呼吸肌"。呼吸肌锻炼的主要目的是增强呼吸肌的肌力和耐力，提高肺部对氧气的利用效率，老年人应定期进行肺功能锻炼。常见的锻炼方法有以下几种。

腹式呼吸　主要锻炼膈肌。吸气时，锻炼者最大程度向外扩张腹部，胸部保持不动；呼气时，锻炼者最大程度向内收缩腹部，胸部依然保持不动。锻炼者一手放于胸前，一手放于肚脐上方，感受呼吸时胸廓和腹部均匀起伏。吸气和呼气的时间比为 1∶2 或 1∶3。每天进行 2~3 次腹式呼吸锻炼，每次锻炼 15~30 分钟。

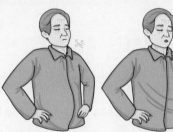

用鼻呼气，腹部鼓起　　用口呼气，腹部内收

腹式呼吸

呼吸操　通过扩张胸廓来增加肺活量。锻炼者取站立位，两脚分开与肩同宽。首先，双手自然下垂；吸气时双臂前伸、双手高举过头顶；呼气时双臂平举、外展、扩胸，之后自然下垂。每天进行 2~3 次呼吸操锻炼，每次锻炼 10~20 分钟。

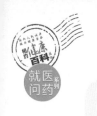

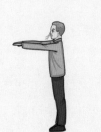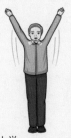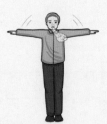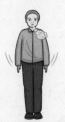

1. 吸气时双臂前伸、上举　　　　2. 呼气时双臂平举外展，扩胸之后自然下垂

呼吸操

缩唇式呼吸　锻炼者用鼻吸气，然后稍稍屏气，呼气时口唇缩成"吹口哨"状，使气体通过缩着的口型缓缓呼出。吸气和呼气的时间比为 1∶2 或 1∶3，缩唇程度以不感到费力为宜。每天进行 2~3 次缩唇式呼吸锻炼，每次锻炼 10~20 分钟，每分钟 7~8 次。

用鼻吸气　　　　用口缓缓呼气
　　　　　　　（呈"吹口哨"状）

缩唇呼吸

吹气球法　锻炼者取端坐位，双脚着地，进行多次自然呼吸放松身心，然后双手拿起气球，先深吸一口气，再对气球吹气，吹 2~3 秒后用手捏住气球端口远离嘴唇，休息 10 秒左右。该方法可多次练习，切记不要憋气，每分钟练习 2~3 次，每次练习 5 分钟左右。

胸式深呼吸法　收紧腹部做抬胸廓的用力呼吸，可感受到胸廓腔的扩张幅度较大且紧绷。每天练习 5~10 次，每次练习 15 分钟左右。

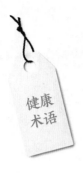
肺功能及肺功能检查　肺功能广义指肺具有的呼吸、防御、代谢等多种功能，通常单指肺的呼吸功能。肺功能检查是通过专门的医疗设备来检测人体呼吸时呼吸道产生的气流速度和气流量，从而评估呼吸功能情况。

（李　珍　柏勇平）

四

老年人
健康管理

10. 为什么**养生节目**
不能代替医生咨询

关键词

近年来，养生节目受到越来越多人的关注，各种养生讲座、节目扎堆荧屏。但您知道吗，养生节目虽然能提供很多有益的健康知识，但并不能替代医生的咨询和建议。为什么收看养生节目不能代替医生咨询呢？

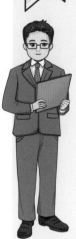

专家说

虽然养生节目能为我们提供很多有益的健康知识，但它并不能替代医生的专业咨询，最关键的原因是养生节目缺乏个性化评估。

每个人的身体状况、生活方式、基础疾病等都有所不同，这些因素都可能影响一个人对疾病的易感性、疾病的进程以及对治疗的反应。因此，一种治疗方法可能对一个人有效，但对另一个人则可能无效，甚至有害。养生节目的目的是普及健康知识，提高大家对健康的认识。虽然养生节目可以提供一些通用的健康知识和方法，但是每个人的健康问题都是不同的，需要个性化评估和治疗。

与养生节目不同，在面对面向医生咨询时，医生会针对每个人的具体情况制订个性化诊疗方案。基于详细的问诊、体格检查、实验室检查等多个环节，医

养生节目 个性化诊疗方案 健康谣言

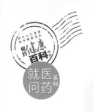

生在准确了解患者的具体情况后，才能给出最适合患者的治疗方案。此外，医生还可以根据最新的医学研究成果和治疗技术对患者进行全面的健康管理和治疗。

老年朋友在关注养生节目的同时，要定期去医院进行体检，在身体出现异常表现时及时前往医院就诊，与医生保持良好的沟通，这样才能更好地维护自己的健康，享受幸福的生活。

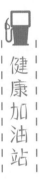

老年人要谨防被健康谣言"洗脑"

从电视台的各种养生节目，到微信、微博中的健康"秘籍"，面对鱼龙混杂的养生信息，大众对健康知识和信息还缺乏判断力，有的信息表面上是传授健康知识，暗地里却念起了生意经：教人养生是假，推销产品是真。老年人常被一些虚假的谣言欺骗，轻则购买各种保健品，损失金钱；重则信偏方、乱吃药，引发身体不适，危害健康。养生信息是否真实可靠，可以通过以下四点进行判断。

1. 养生信息的来源是否专业、权威。

2. 养生信息是否由专业人士进行审核把关。

3. 发布的养生信息是否为最新观点，该观点是否经过科学验证。

4. 发布的养生信息是否得到该领域权威专家或权威机构的共同认可。

能够满足以上四点的养生信息就比较真实可靠。

（闫佳惠 于普林）

11. 老年人就医时应该如何与医生**高效沟通**

随着年龄的增长，老年人面临的健康问题日益增多。高效的沟通可以帮助医生准确、快速地判断患者的病情，让医生充分理解患者的就诊目标和意愿，便于为其选择合适的治疗方案，这对病情复杂的老年患者尤其重要。那么，老年人就医时究竟应该如何与医生进行高效沟通呢？

专家说

与医生沟通时表述应尽可能准确、清晰，可以参考这样一个简单公式描述病情：主要症状 + 发病时间 + 具体细节 + 是否经过诊疗以及治疗效果 + 本次就诊目标和意愿 + 特殊情况。

主要症状 患者本次就医最主要的不适或目的，如"咳嗽""肚子痛""复查"等。老年人可能同时存在多种不适症状，应重点描述最难受的症状，之后再描述其他不适。

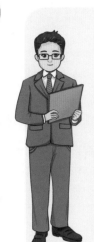

发病时间 患者的主要症状首次出现于什么时候、持续了多久。对于反复或多次发作的症状，要说清发作的大概频率及次数，如"隔2周发作1次""2个月前发作过1次"。

具体细节 可能引起症状的因素（如受凉、活动、情绪激动）、可能导致病情加重或缓解的特定时间或场景（如夜间加重、吃饭后疼痛减轻）等。就医时病情叙述者要保持冷静、思路清晰，准确客观地描述具体情况，不要漫天闲聊，说与病情无关的内容。

是否经过诊疗以及治疗效果 本次就医前是否在其他医院就诊、是否确诊、得到了哪些处理或治疗、症状是否得到缓解等。应携带之前在其他医院看病或住院的病历资料，以便医生快速了解患者的既往病史、判断病情变化。

本次就诊目标和意愿 对于病情较复杂的老年患者，准确表达自己的就诊目标和意愿可以大幅度提高就医体验并减少医疗伤害，利于医患双方共同作出医疗决策，如"希望减轻痛苦""经济负担大，想先保守治疗"。常见的就诊目标和意愿包括：①希望维持自身的独立性；②希望能正常参加社交活动；③希望预防某些特殊不良事件（如卒中）的发生；④希望减少药物带来的不良反应；⑤希望减轻治疗负担；⑥希望延长生命等。

特殊情况 不要隐瞒病史和个人史，如传染病史、疾病家族史、药物过敏史，这些个人特殊情况应与医生着重说明，积极帮助医生获取诊治所需要的信息。

如何更好地陪同老年人看病

部分老年人一到医院就精神紧张，听到医生的提问就开始慌乱，忘记了最初的就诊目的。这时就需要陪同者予以安抚引导，让其可以准确地表达出身体存在的问题。因此一般建议老年人就诊时由家属陪同。

部分老年人常记不清自己的病史和用药史，这时家属可以代为陈述疾病情况。就诊时可以带上开药的处方或药品包装，以防记错；就诊后要帮助老年人做好病历资料的收集工作。如果家属实在无法陪同老年人就诊，可以把老年人的病史、用药情况、症状描述做成一张记录卡，让老年人携带记录卡就诊。

（闫佳惠　于普林）

12. 老年人定期**体检**的**常规项目**有哪些

随着年龄的增长，老年人的身体功能逐渐衰退，各类疾病悄然袭来。定期体检成为老年人预防疾病、保障健康的重要手段。通过定期的全面检查，老年人可以更好地了解自己的身体状况、及时发现潜在

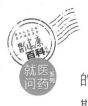

的健康问题、预防疾病的发生、提高生活质量。对于老年人来说，定期体检应该选择哪些常规项目呢？

专家说

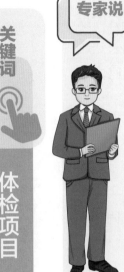

除了常规的一般项目（身高、体重、血压、心率等）、体格检查（视听功能、心肺听诊等）、实验室检验（血常规、尿常规、大便常规、肝肾功能等）、影像学检查（心电图、胸片、腹部彩超等）外，建议老年人增加以下几方面的检查。

心脑血管检查　随着生活质量的提高，心脑血管疾病已经跻身为威胁老年人健康的头号杀手，一些专科体检项目可以有效预测心脑血管疾病的发生风险：完善心脏彩超检查有助了解心脏结构及功能，经常有头晕症状者可选择经颅多普勒脑血流图检查、头颅磁共振等。

肿瘤筛查　老年人是肿瘤的高发人群，应注意肿瘤的筛查。可增加肿瘤标志物检查；还可定期完善胸部 CT 筛查肺部肿瘤、完善胃肠镜筛查消化系统肿瘤等。

骨密度检查　骨质疏松是老年人的常见疾病，严重影响老年人的生活质量，45 岁以上女性和 50 岁以上男性应额外进行骨密度检查，做到早发现、早干预。

老年综合评估　老年综合评估是一种采用多学科方法评估老年人躯体情况、功能状态、心理健康和社会环境状况的方法，可据此制订治疗计划，以维持或改善老年人的健康和功能状态，最大程度地提高老年人的生活质量。老年人如遇健康状况急骤恶化、功能衰退、居住环境改变、严重情感创伤或其他应激事件时，应进行老年综合评估。

在体检前，老年人应主动告知体检医生既往病史和体检目标及意愿，以便医生有针对性地补充体检项目。

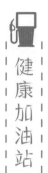

健康加油站

老年人体检前需要做哪些准备

在体检前 2~3 天，老年人应该保持清淡饮食、不要饮酒。在体检前一天晚上 8 点之后，应该开始禁食，避免进行剧烈运动，确保充足的睡眠。在体检当天完成相应检验检查项目前，应该保持禁食和禁水。

对于患有慢性病的老年患者，如果需要长期服用药物，可以根据具体情况调整服药时间。通常情况下，降压药、抗凝药、抗癫痫药等应该在早上起床后正常服用，可饮一小口水送服药物。糖尿病患者在禁食的情况下不应服用降糖药，以免引发低血糖。

（闫佳惠　董银鹏　于普林）

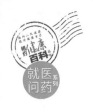

13. 老年男性和老年女性的**健康体检**应包含哪些**特殊项目**

老年男性和老年女性由于生理结构的差异，面临的健康问题有所不同，体检时应该有针对性地增加特殊项目检查以保障健康。

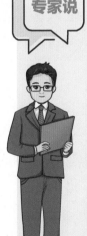

专家说

除了常规体检项目外，老年男性和老年女性在健康体检时应分别进行一些特殊项目的检查，以确保全面了解其身体健康状况。

老年女性　乳腺问题、妇科疾病以及更年期带来的心理问题等，都是影响老年女性晚年生活质量的重要因素。乳腺癌是老年女性常见癌症之一，在体检时增加乳腺B超、乳腺钼靶摄影等检查有助于早期发现乳腺癌。阴道炎、子宫肌瘤、卵巢癌、宫颈癌等妇科疾病患病风险随年龄增长逐渐增加，在体检时增加阴道分泌物检查、液基薄层细胞学检查（TCT）、妇科超声等，有助于预防和早期发现妇科疾病。同时女性在绝经前后常出现焦虑、抑郁等不良情绪，在体检时增加心理健康检查，有助于及早发现和干预心理问题。

老年男性　在体检时完善前列腺特异性抗原（PSA）检测和直肠指诊，有助于早期发现前列腺增生、前列腺癌等疾病。

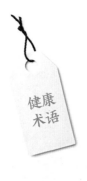

液基薄层细胞学检查　是一种通过观察宫颈脱落细胞进行宫颈癌前病变或宫颈癌筛查的检查方法。

前列腺特异性抗原检测　PSA是一种检测前列腺癌的重要指标，该项检测对于前列腺癌的早期诊断及疗效评估具有重要意义。

（闫佳惠　于普林）

14. 老年人**就医前**需要做哪些**准备**

　　看病就医是每个人生命中不可避免的经历，尤其是对于老年人，随着身体功能的衰退和疾病的累积，求医问药可能逐渐成为他们生活中的一部分。为了确保就医过程顺利高效，减少医患双方不必要的困扰，提前做好准备至关重要。那么老年人就医前需要做哪些准备呢？

专家说

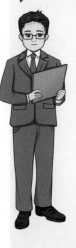

关键词

就医准备 预约挂号 健康老年人

为确保顺利就医，建议老年人到医院就诊前要做好以下各项准备工作。

预约挂号 如非急诊就诊，现在医院普遍实行预约挂号制度，老年人可自行或在他人的帮助下通过网络或电话预约挂号，按预约的日期及就诊时间段前往医院就诊，可有效减少在医院的停留时间。

带全物品 就医时带好身份证、诊疗卡或社保卡等个人身份证件，现金或银行卡等交费所需物品，以及既往看病的病历资料（如有）等，就医过程中保证手机等通信设备畅通。每次看病后要及时整理好自己的就诊资料，包括病历处方、检查结果等，将它们统一放在一个固定的地方。这样如果出现紧急就医等情况，无须在家费时翻找，也可有效避免遗漏丢失。

做好记录 有些老年人一到医院就精神紧张，不能准确描述自己的症状，或记不住自己的用药史、既往病史等信息，这些都会影响就医效率。因此，建议老年人准备一个备忘录，在日常生活中记录下不适症状和病情变化，如出现了哪些症状、首次出现的时间以及持续时间、是否自行服用过药物、服药后症状是否有所缓解、此次就诊最想与医生交流或咨询的问题是什么……与医生沟通时避免出现错误或遗漏。

人到老年莫要讳疾忌医

随着年龄增长，身体器官功能会逐渐退化，各种疾病纷纷找上门来，这是人到老年之后的必然结果，医院里老年人永远是占比最多的群体。对于老年朋友，身体即便存在一些不适，只要不影响日常生活和社交，都可能仅是正常衰老的表现，即"健康老年人"。2022 年发布的《中国老年人健康标准》告诉我们，老年人"多病共存"是一种常态。哪怕有疾病，只要指标能控制在与年龄相适应的范围内，就符合"健康"或"基本健康"的要求。

因此，老年人应该消除就医的心理障碍，在平时积极关注疾病相关高危因素，如血压、血糖、血脂水平的控制；感到身体不适时应及时就诊，出现疾病后谨遵医嘱，将其控制在与年龄相适应的范围内。

（闫佳惠　于普林）

五

用药安全

15. 所有的药都能
掰开服用吗

日常生活中，很多老年人服药时由于吞咽困难等原因，会将药片掰开或研碎服用，甚至将胶囊打开服用其中的药物粉末。可所有的药都能掰开服用吗？俗话说得好，"一把钥匙开一把锁"，正确吃药很重要，不同情况应该不同对待。市面上的口服药剂型如此之多，什么情况下可以掰开或研碎服用，什么情况下又不可以呢？

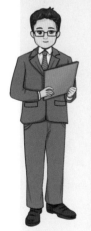

不同药品的颜色、大小、"外衣"材质往往不同，有些药片的"外衣"具有特殊作用，因此并非所有的药都能掰开或研碎服用。

包衣片　包衣片是不能轻易压碎口服的。包衣片包括糖衣片、薄膜衣片和肠溶衣片，这类药物若掰开服用，会影响口感，同时增加药物对口腔、胃黏膜等的刺激，增加不良反应，有时甚至影响药物疗效。例如多酶片的上层是糖衣片，外层是淀粉酶和胃蛋白酶，可以在胃里帮助消化；胰酶在内层，需要到小肠发挥作用，若研碎后服用可能让胰酶残留在口腔破坏口腔黏膜，严重者可致口腔溃疡。再如阿司匹林肠溶片，其表面有一层"肠溶衣"，可以保护内容药物在进入胃部的酸性环境时不发生崩解，而在肠液这种偏碱性的

包衣片　缓释片　控释片　分散片　胶囊

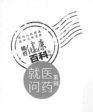

液体环境中再起效，同时能够防止内容药物对胃黏膜产生刺激性；若掰开服用，其表面的"肠溶衣"就失去了对胃黏膜的保护作用。

缓释片或控释片 缓释片、控释片的外衣较肠溶片厚，这层"厚外衣"可以长时间防止外部液体环境中的水分浸润内容药物；即使水分子透过这层外衣进入内部，也仅会使内容药物和药用辅料慢慢膨胀，并通过孔隙释放到外部，从而达到使药物分子慢慢崩解释放的目的。例如盐酸二甲双胍缓释片，可以让药物在 12 小时内慢速释放，延长药效维持时间，降糖效果较平稳；若将药片掰开，内容药物快速释放，将会导致短时间内药物作用过强且持续时间缩短，甚至可能因为较高的药物浓度而出现不良反应。但也有例外，如某些厂家生产的美托洛尔缓释片采用多单元微囊设计，每个微囊均为独立的恒速释放单元，这样的缓释片或者控释片是可以掰开的，但不可研磨或咀嚼。

分散片 分散片是指在水中迅速崩解并均匀分散的片剂，通常是用温水送服或溶于温水中服用，以免药物粘在口腔或者食管上导致吞咽困难。常用的有布洛芬分散片、阿莫西林 - 克拉维酸钾分散片等，可以直接用水吞服或放入适量水中搅拌至混悬状态后服用，非常适合儿童或吞咽困难的老年患者服用。

胶囊 胶囊剂型的药物通常是不能打开服用的。胶囊更便于服用，且有掩盖内容药物气味、提高药物稳定性以及药效等作用。如有一种奥美拉唑肠溶胶囊在其药品说明书中明确指出不可咀嚼或压碎，可整粒吞服或于水中分散后于 30 分钟内服用。再如胰酶肠溶胶囊中含有胰蛋白酶、胰淀粉酶及胰脂肪酶的混合物，在中性或弱碱性条件下活性较强，故不可打开或嚼破后服用，应在餐前半小时整粒吞服。

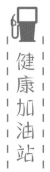
健康加油站

判断药片是否可以掰开服用的方法

了解药品服用方法最可靠的途径是详细阅读药品说明书，说明书"用法用量"或"注意事项"部分往往会注明缓释片、控释片、肠溶片等剂型不能掰开服用，应该遵从说明书的指导用药。此外，部分药片表面刻有横线，这多是为了方便掰开药物而设计的，说明该药可以掰开。

温馨提示：若不了解药品是否可以掰开服用，请咨询医生或药师。

（李倩倩　纪立伟）

16. 胰岛素必须放在冰箱里保存吗

胰岛素是部分糖尿病患者需要日常使用的重要药物，妥善保存是保证药效的关键。那么胰岛素到底什么时候需要放在冰箱保存，什么

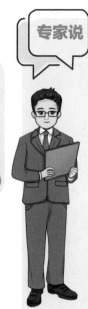

专家说

胰岛素是一种小分子蛋白质，作为蛋白质类激素，如果温度过低，会使药效降低，影响其降糖作用的发挥。胰岛素的正确保存方法与其是否被开启使用有关，要根据不同情况选择不同的保存方法，具体需要注意以下内容。

未开启使用的胰岛素　未开启使用的胰岛素应当按照药品说明书的要求储存在冰箱的冷藏室内，温度一般设定于 2~8℃；不能将其放在冷冻室内。应避免将胰岛素放在冰箱冷藏室的侧门处：一是经常开关门会使侧门处的温度不够恒定；二是避免开关冰箱门使胰岛素发生震荡，胰岛素的作用机制和其化学结构密切相关，强烈的震荡会破坏胰岛素的结构，进而使胰岛素失去效力。

已开启使用的胰岛素　已开启使用的胰岛素可以直接保存在阴凉的室温环境中。不同的胰岛素品种开封后的保存温度有所不同，如人胰岛素注射液开封后在低于 25℃ 的环境中可以保存 4 周，门冬胰岛素注射液开封后在低于 30℃ 的环境中可以保存 4 周。

胰岛素开封装过针头后，已经失去了完全密封的环境，一般不建议将其再次放入冰箱冷藏。首先，家中的冰箱会装食物等其他物品，容易滋生细菌，从而使胰岛素受到污染。其次，如果将带有针头的胰岛素笔一起放入冰箱冷藏室内，由于热胀冷缩，外界空气很容易被吸入笔芯内形成气泡，从而造成患者的注射剂量不够准确；而当其被从冰箱取出时，温度升高也可能导致药液从针头处漏出。最后，如果将从冰箱内取出的胰岛素即刻注射到体内，会加重对注射部位的刺激，从而引起刺痛、肿胀等不适；过低的温度也会影响胰岛素的吸收，导致患者的血糖出现波动。

（卫晋菲　纪立伟）

17. 口服**青霉素类药物**要做**皮试**吗

众所周知，在注射青霉素类药物前需要做皮试，避免因药物过敏引起严重不良反应。曾有案例报道，有患者服用阿莫西林胶囊后出现头晕眼花、恶心、全身红斑等症状，经诊断，患者用药后出现了全身过敏症状。由此可知，口服青霉素类药物同样可能导致过敏反应的发生。那么，做皮试与给药途径有关系吗，口服青霉素类药物也要做皮试吗？

口服青霉素　皮试　不良反应

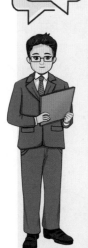

专家说

常见的口服青霉素类药物主要包括青霉素 V 钾片、氯唑西林钠胶囊（颗粒）、氨苄西林胶囊、阿莫西林片（胶囊）、阿莫西林 - 克拉维酸钾片（分散片、干混悬剂）、青霉胺片等。口服青霉素和注射用青霉素一样都存在过敏反应问题，只是由于口服青霉素经消化道吸收，经过的"关卡"比通过静脉滴注青霉素多一些，所以过敏反应的发生率要低一些。

阿莫西林胶囊等青霉素类口服制剂的药品说明书和《中华人民共和国药典临床用药须知》要求，使用前须做青霉素皮内敏感试验，阳性反应者禁用。《抗菌药物临床应用指导原则（2015 年版）》特别指出，无论采用何种给药途径（口服、注射或外用），用青霉素类药物前必须详细询问患者有无青霉素类药物过敏史、其他药物过敏史以及过敏性疾病史。

因此，无论采用口服、静滴或肌内注射等给药途径，青霉素类药物均应进行皮试，可到医院或附近社区门诊进行。为保证服药安全，多用与口服药品相似的青霉素注射剂进行皮试。皮试为阳性的患者不应该服用青霉素类药物，停药 72 小时以上的患者应重新做皮试。

此外，发生过敏反应还可能与个人的体质有关。有哮喘、湿疹、花粉症、荨麻疹等过敏性疾病史的人都属于过敏体质，使用口服青霉素类药物时更应小心药物过敏反应。

（李炳玺　纪立伟）

六

社会联结与
老年照护

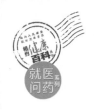

18. 老年人**受虐待**时应该如何自卫或寻求帮助

在全球人口老龄化的时代背景下，老年人受虐待已经成为一个受到全世界广泛关注的社会问题。我们希望每一位老年人都能拥有幸福的晚年，但岁月的智慧不能解决所有难题。受虐待的老年人应该如何才能有效保护自己呢？

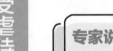

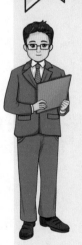

受虐待不仅会导致老年人身心健康被威胁，进而发生疾病、丧失生活能力，更导致老年人与社会隔离，严重损害老年人的权利。早在 2000 年世界卫生组织就已将老年人受虐待问题列为重要议题。当老年人面对虐待时，应做到以下几点。

保持冷静 当面临遭受侵害的危险处境时，保持清醒的头脑和良好的心理状态才能临危不乱，有效处置。

合理自卫 以自身生命安全为重。尽可能利用身边条件减轻自身损伤，在无完全把握前谨慎自卫，避免进一步激怒施暴者；如有机会，应设法摆脱现场，并寻求必要的保护。

保持与外界的联系，寻求庇护 打破社交隔离，与多种社会关系（如亲人朋友、社会福利机构）加强联系，以便他人及时发现虐待行为或提供救助。遭受虐待时，若施虐场所在家中，可躲进某一个房间反锁房门，然后拨打 110 报警，或拨打可靠亲人的电话；也可打开窗户，呼喊求救或者挥舞容易引起他人注意的衣物。若施虐场所在养老机构或医院，应大声呼救，主动向病友、医务人员求助。

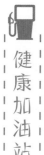

健康加油站

什么样的行为会被认定为虐待老年人

我国刑法上所认定的虐待罪，是指对共同生活的家庭成员，经常以打骂、冻饿、禁闭、有病不治、强迫过度劳动或限制人身自由、凌辱人格的方法，从肉体到精神进行摧残迫害，情节比较恶劣。对于"老年人虐待"，我国学者给出的定义是：在家庭养老或机构养老中，负有责任关系的人的作为或不作为，导致对老年人的伤害，包括身体虐待、精神虐待、物质虐待和疏忽照顾。

受虐待的老年受害者为什么会容忍虐待行为

受虐待的老年受害者不愿寻求帮助的原因很复杂，一般出于以下顾虑：害怕报复、经济和心理上的依赖、担心警察不会认真处理虐待的指控、担心被舆论污名化。很多老年人文化水平不高，特别是我国老年人受"家丑不可外扬"的观念影响，不好意思对外公开，不愿主动承认自己受到虐待。此外，受虐待的老年人常抱着侥幸心理，觉得忍忍就过去

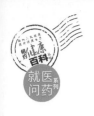

了。因此，需要提高老年人对虐待行为的认识，在发生虐待老年人事件时帮助他们摆脱暴力和虐待的恶性循环。

（闫佳惠　于普林）

19. 如何对居家环境进行
适老化改造

老年人的居家安全常被忽视，事实上，在家跌倒是 60 岁以上人群因非故意伤害就诊的最常见原因，远高于道路交通伤、溺水等其他意外伤害。随着年龄增长，老年人身体功能、认知功能慢慢退化，活动范围逐渐缩窄，户外活动时间减少，居家时间明显增多，在家中发生非故意伤害的可能性也就变得越来越高。一个细节的疏忽，就可能成为老年人居家安全的潜在风险。因此，老年人一定要提高对居家安全的重视。

 按类别划分

老年人居家环境的适老化改造按类别划分主要包括以下几个方面。

建筑硬件改造　地面、出入口、通道的无障碍改

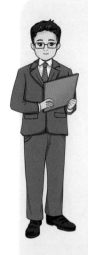

造，扶手及抓杆的安装，地面防滑处理等。

家具家装改造 室内家具、装饰的棱角防撞设计，推拉门改装、马桶增高设计、水龙头扳手式改造等。

辅具配备 如配备轮椅、助行器、浴凳。

智能化用具配备 如配备防走失手环、紧急呼叫设施、远程断电装置。

按区域划分

老年人居家适老化改造的重点区域主要有两个。

卫生间 是老年人跌倒事件的高发地带。卫生间比较常见的问题是地面湿滑、空间狭小，对老年人非常不友好，所以卫生间地板应尽量使用防滑材料或配置防滑垫。老年人最好使用坐式马桶或坐便器，避免蹲便，同时在马桶旁、洗漱区加装扶手以辅助老年人起身站立。对于夜间起夜频繁且有跌倒风险的老年人，可使用移动马桶或坐便器，并放置于床边。老年人洗澡时推荐采用无浴缸的淋浴设施或使用带防滑功能的椅子辅助沐浴，不推荐老年人使用浴缸沐浴。沐浴时水温不宜过热，洗浴时间不宜超过半小时，避免烫伤或诱发心血管事件。

卧室及客厅 是老年人主要的活动区域，同样需要重视。老年人使用的沙发或椅子要稳固，最好有靠背及扶手，高度以坐立时双腿垂直放置，脚掌刚好放于地面为宜，沙发不宜过软，否则会使老年人起身困难。卧室床面高度以方便老年人上下床为宜。对于使用轮椅的老年人，其床面高度要与轮椅座面平齐。同样床

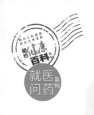

垫也不宜过软，避免老年人起床困难。卧室照明开关应在老年人伸手可及的范围内，方便开关灯及夜间使用。

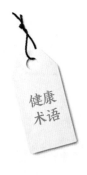

适老化设计 老年朋友可能对"适老化设计"一词感到陌生，误认为只有养老院、医院之类的机构要进行适老化设计。其实，适老化设计不仅局限于商场、医院等公共场所，私人住宅更应该优先考虑适老化设计。适老化设计是指在充分考虑老年人身体功能及行动特点后作出的相应设计，包括实现无障碍设计，引入急救系统等。

（闫佳惠　于普林）

20. 实施**家庭氧疗**需要注意哪些问题

长期家庭氧疗可以改善或纠正低氧血症，有利于改善呼吸困难，提高患者的生存率。然而，实施家庭氧疗需要注意一些关键问题，以确保安全有效。在家中实施氧疗需要注意哪些问题呢？

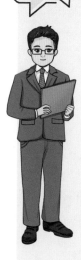

专家说

不是所有的呼吸系统问题都适合进行家庭氧疗。一般来说，动脉氧分压降至正常水平以下才考虑进行氧疗。但对于某些氧分压正常的缺氧，如心排血量减少、急性心肌梗死、贫血、一氧化碳中毒、急性高代谢状态等，一般也会进行氧疗。老年人是否需要接受氧疗，应遵从医生的建议。

对于确实需要接受家庭氧疗的患者，需要注意以下事项。

选择合适的氧流量和吸氧时间　对于如慢性阻塞性肺疾病伴有严重低氧血症的患者，建议每日氧疗时间不少于 15 小时，并控制氧流量在每分钟 1~2L，以确保患者的通气量得到提升，同时减轻二氧化碳潴留。

保持清洁与消毒　日常的清洁和消毒工作至关重要：湿化瓶和制氧机的湿化水箱每天都需要清洗；湿化水要每天更换，以防细菌污染引发感染；家用制氧机和呼吸机的表面可以用干净的湿布擦拭；面罩应该每天用温肥皂水清洗；湿化器清洗后需要晾干备用；空气滤网每 3~4 天清洗 1 次；呼吸机管路每周都需要清洗消毒，洗净的管路和附件应完全浸泡在专用消毒溶液中 45 分钟，然后用流动水冲洗干净，晾干备用；过滤网每月需要清洗1~2 次；二级过滤器应适时更换。

定期复查动脉血气　动脉血气是评估家庭氧疗效果的重要指标。氧疗开始前的检测结果可作为基准。氧疗后的第 3 个月和第

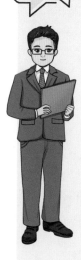

关键词

家庭氧疗　低氧血症　慢性阻塞性肺疾病

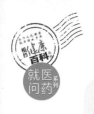

12 个月应复查动脉血气，之后每年至少复查 1 次。

监测制氧机氧气浓度 家庭氧疗所使用的氧气通常来自制氧机。因此，需要特别注意制氧机内分子筛的维护和使用寿命。一旦制氧机的氧气浓度不达标，必须及时清理或更换分子筛。

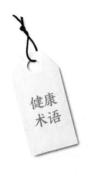

家庭氧疗 是在医院之外治疗因各种原因导致的低氧血症的重要手段之一。主要用于慢性阻塞性肺疾病、间质性肺疾病、肺动脉高压、支气管哮喘、慢性气管炎、心绞痛、呼吸衰竭及心力衰竭等疾病的家庭治疗。家庭氧疗有多种方式，包括长期氧疗、夜间氧疗、可移动氧疗、姑息氧疗和短时脉冲氧疗等。

（闫佳惠　于普林）

21. 护理**卧床**的老年人应该注意哪些问题

护理卧床的老年人是一项充满挑战的任务，需要全方位地细心关怀和科学护理。随着人口老龄化，越来越多的老年人因健康问题而长期卧床，护理对他们来说显得尤为重要。如何才能更好地关爱和照顾家中的卧床老年人呢？

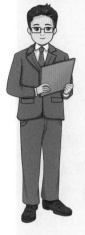

长期卧床的老年人，通常生活不能自理。做好长期卧床老年人的护理，对维持老年人的身心健康至关重要。这里简要介绍 3 个护理卧床老年人应注意的内容。

拍背排痰　由于卧床导致痰液沉积在肺部，容易引发感染，进而可能导致坠积性肺炎。因此，定期为卧床老年人拍背以帮助排痰变得尤为重要。拍背时护理者应将手掌合拢呈杯状，拇指紧贴其余手指，利用肘关节带动手掌平稳地落于老年人的背部。拍背时推荐老年人呈侧卧位或俯卧位，护理者从老年人的背部、腋下开始拍打。需要特别注意的是，如果是右肺问题，则老年人的身体应左侧靠床拍背；左肺问题则相反。

运动康复　长期卧床易导致老年人骨骼肌肉流失，使身体变得越来越衰弱。锻炼被证实是减缓衰弱最有效的干预方式，适当的有氧运动可以改善身体器官的功能。卧床老年人可采用被动运动的方式进行康复锻炼，如关节屈伸、肌肉按摩等，除改善衰弱状态外，还可以促进卧床老年人的血液循环，防止下肢肌肉萎缩以及深静脉血栓形成。

心理健康　长期卧床可能导致老年人产生孤独、沮丧、焦虑等情绪。在这样的情况下，单纯的环境舒适和身体清洁是不够的。为了确保老年人的身心健康，亲人和护理者必须给予他们足够的情感支持和关心。只有当心理需求得到满足后，他们才能真

卧床老年人　拍背排痰　糖尿病足

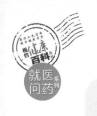

正过上充实、有质量的生活。

根据实际情况，不同的卧床老年人可能有不同的护理侧重点，因此家属应与医生和专业护理人员保持密切沟通，按照老年人的具体病情和特殊需求有针对性地制订护理策略。

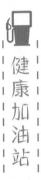

卧床老年人要重视糖尿病足的预防

对于长期卧床的老年人，控制血糖是非常重要的，同时也要密切关注脚部状况。护理者每天都要仔细检查老年人的脚上是否有微小损伤，如擦伤、裂伤和水疱等，特别是脚趾缝和脚底。应该为老年人选择合适的棉线袜或毛袜，并勤换洗，避免穿有松紧口的袜子，以免影响足部的血液循环。每天应将老年人的双脚浸泡在不超过40℃的温水中5~10分钟，并用中性肥皂清洁，清洁后用柔软的毛巾擦干，并使用皮肤护理膏或皮肤护理霜以保持足部皮肤健康。避免趾甲过长或修剪过短，以及剪破硬茧和鸡眼等情况，一旦出现问题，应立即就医。

（闫佳惠　于普林）

22. 如何预防和处理长期卧床老年人的**压疮**

　　长期卧床的老年人皮肤容易出现慢性创面，如压疮和糖尿病足。这些创面的发生与皮肤受到潮湿和摩擦刺激、全身营养不良以及糖尿病足部皮肤护理不当等因素有关。如何预防和处理卧床老年人的压疮问题呢？

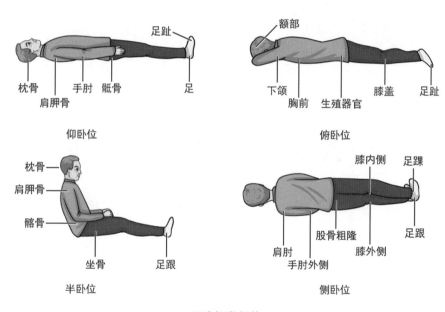

仰卧位

俯卧位

半卧位

侧卧位

压疮好发部位

 专家说

　　压疮一旦形成，不仅会给老年人带来痛苦，加重病情，延长康复时间，严重时还可能因继发感染导致

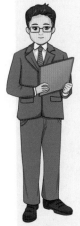

败血症，威胁生命。处理压疮的关键在于预防，而预防压疮的关键在于做好皮肤护理，主要可以通过以下六个方面实施。

减压、翻身、气垫床　对于那些长期卧床且无法自主翻身的老年人，应保证局部减压，勤于翻身，并使用气垫床。为了防止皮肤长时间受压，应鼓励或协助老年人定时更换卧位，一般建议每 2 小时更换 1 次，必要时甚至可以每 1 小时更换 1 次卧位。在骨骼突出以及皮肤受压的部位，如双膝关节、双足内外踝及足跟等处，应垫上软垫。

避免摩擦　在搬动卧床老年人时，应防止摩擦、损伤他们的皮肤。可以在老年人的背部和臀部下方垫上软垫，这样可以防止摩擦等损伤老年人的皮肤。

减少剪切力　当老年人处于平卧位时，床头抬高 30° 以上会产生剪切力。剪切力加上自身体重产生的压力，可能对老年人的骶尾部造成较大损伤。因此，床头抬高 30° 以上的卧位时间不宜过长。

避免潮湿　保持卧床老年人的皮肤干燥至关重要。对于大小便失禁、容易出汗或有较多分泌物的老年人，应及时为他们擦洗、清洗会阴和肛周部位，必要时涂上爽身粉或氧化锌软膏，以吸潮并减少摩擦。老年人的衣物、床单应及时更换，保持清洁、干燥、平整、无渣屑。同时，老年人的皮肤不应直接接触塑料布或橡胶单。

新技术应用　可以使用创面处理敷料来保护受压的皮肤，包括足跟贴、骶尾贴、压疮保护膜及各种液体敷料等，可以根据老年人的具体情况选择使用上述敷料。

加强营养，增强抵抗力　对于无法经口进食的老年人，应尽早采取留置胃管鼻饲的方式为其提供高热量、高蛋白、高维生素的饮食，以满足老年人的营养需求，增强抵抗力。

（闫佳惠　于普林）

23. 卧床老年人发生**呛咳**应该怎么办

　　迈入老年阶段，部分老年人可能因各种各样的原因需要短期或者长期卧床。当生活起居囿于床上这一方天地时，卧床可能伴随许许多多的问题。卧床老年人在吃饭、吃药、喝水、吞咽口水或者咳痰的过程中，或是在胃肠道不适呕吐的过程中，食物、药物、水等（以下统称"异物"）不慎从口鼻腔或食管进入气道，进而导致突发性咳嗽，即发生呛咳。当卧床老年人发生呛咳时，应该如何应对呢？

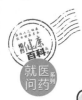

关键词

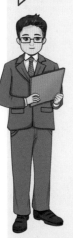

卧床 呛咳 海姆立克急救法

专家说

当卧床老年人发生呛咳时，应做到以下几点。

沉着镇静，寻求帮助 在面对卧床老年人呛咳时，不要慌张，应保持冷静，及时呼唤身边可及的帮手。如遇危急情况，应立即拨打 120 急救电话以寻求医疗救助。

去除危险因素 立刻终止可能引起卧床老年人呛咳的危险因素。如立即停止吃饭、吃药、饮水的行为，立即清除口中的水、尚未及时吐出的痰液。如果呛咳发生在老年人呕吐过程中，要避免平卧位，立即将老年人的体位改为低头位或者侧卧位，以利于呕吐物排出。

促进异物排出 协助老年人侧卧，辅助拍打老年人的背部，鼓励他们咳嗽，以帮助咳出气道中的异物或分泌物。大部分呛咳会随着异物或分泌物的排出而停止。

紧急情况 如果明确判断有异物在气道、呛咳严重、持续或伴随呼吸急促、窒息感、面色发紫等紧急症状，应该立即启动海姆立克急救法。具体操作如下：老年人取站立位或者坐位，身体稍微向前倾，救助人员站在老年人的身后，右手握成拳状，用双臂将老年人抱住，右手拳头抵住老年人的肚脐以上、胸廓以下部位，迅速用力向后、向上挤压。当老年人不能取站立位或坐位时，帮助老年人仰卧至硬板床或硬地板上，救助人员双腿分开，骑跨在老年人大腿上，双手叠放，手掌根部顶住老年人的腹部（肚脐稍上），向前、向上快速冲击。如异物已经被冲出，迅速将异物掏出并清理口腔。

针对有意识老年人施救

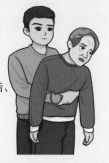

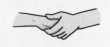

救助人员双手迅速用力向后、向上挤压

救助人员一手拳心放于老年人肚脐以上、胸廓以下部位，另一手手掌按在拳头之上

针对无意识老年人施救

- 救助人员骑跨在仰卧位老年人的大腿上
- 救助人员双手手掌重叠置于老年人肚脐稍上方，向前、向上快速冲击
- 重复上述操作，直至异物排出

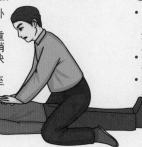

老年人自救

- 老年人可用自己的手或椅背、桌边顶住自己的上腹部
- 快速而猛烈地冲击，随即放松
- 重复上述操作，直至异物排出

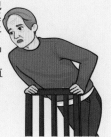

海姆立克急救法

后续处理　经过上述措施后，如果异物已经排出，需要继续关注老年人的体温、咳嗽、咳痰等症状，因为部分老年人在呛咳后可能出现吸入性肺炎。如果异物不能完全排出，则需要及时急诊就诊。

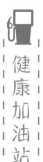

健康加油站

如何避免卧床老年人呛咳

进食体位和姿势　取坐位或半卧位进食可有效预防误吸的发生。坐位：老年人身体坐直，前倾约 20°，颈部稍前屈；半卧位：老年人取 30°~60° 卧位或者

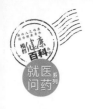

最小应取 30°仰卧位，头部前屈，偏瘫侧肩部用枕头垫起。

食物的选择 为老年人选择密度均匀、不易松散、容易在口腔内移动、通过咽及食管时易变形、不易在黏膜上残留又不易出现误咽的食物，如菜泥、果冻、蛋羹、浓汤。

进食量（一口量） 量过多，食物易从口中漏出或引起误吸；量过少，难以触发吞咽反射。一般从小剂量（1~4mL）开始，逐渐增加并掌握合适的"一口量"。

喂食方法 ①站在患者健侧喂食，从 1~4mL 开始，将食团放置于老年人健侧舌后部或健侧颊部，每次进食量<300mL，进食后半小时内不宜翻身、叩背、吸痰等。②空吞咽：每次吞咽食物后，再做几次空吞咽动作，至食物完全吞咽，然后进行下一口喂食。③交互吞咽：让患者交替吞咽固体食物和流食，这样有利于激发吞咽反射。④点头样吞咽：先颈部后仰挤出滞留食物，然后低头做吞咽动作，清除并咽下滞留的食物，重复数次。⑤侧方吞咽：梨状隐窝容易滞留食物，通过颈部指向左、右侧点头样吞咽动作，可去除并咽下滞留的食物。⑥进食前后做好口腔及咽部的清洁护理，以减少感染。

（康　琳）

24. 老年人应如何理解医学中的
"姑息治疗"

关键词

在疾病诊治过程中，当患有危及生命的疾病时，我们常会从医生口中听到"姑息治疗"一词。那么"姑息治疗"是什么，是不是等同于放弃治疗呢？

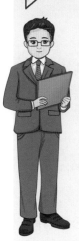

姑息治疗是一种以患者、家属、陪护者为中心的医疗方式，为慢性、严重疾病或处于疾病晚期的患者提供专业的治疗和护理，更好地令人痛苦的症状，同时根据老年人的需求，提供心理社会和精神方面的护理。姑息治疗的目标是预防和减轻患者、家属、陪护者的痛苦，使他们在疾病的各个阶段获得最佳的生活质量。可以从以下三个方面理解姑息治疗。

姑息治疗不是放弃治疗 姑息治疗并不是放弃治疗，而是将治疗的重点放在缓解症状以及提高生活质量方面。举例来说，在恶性肿瘤或者严重慢性病的治疗过程中，对没有根治性治疗机会或者对原发病治疗无反应的患者，可以选择姑息治疗。如晚期食管癌患者可能没有治愈的机会，选择姑息治疗，进行食管支架植入，可以缓解肿瘤导致的哽噎感，并为经口进食创造机会，提高患者的生活质量。对于心力衰竭或者

姑息治疗 症状控制 生活质量

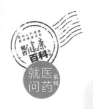

慢性阻塞性肺疾病患者，疾病进展不可逆转，多种针对性药物治疗无效，可以通过非药物以及药物治疗来缓解呼吸困难症状，从而提高患者的生活质量。

维护和尊重生命 姑息治疗是一种以患者、家属或者陪护者为中心的医疗方式，可以贯穿治疗的全过程，尊重患者的自主权和选择权。姑息治疗可以在病程早期，与其他旨在延长生命的治疗手段一起应用，包括化疗或放疗，从而更好地管理令人痛苦的临床并发症。在病程晚期，姑息治疗把濒死作为正常过程，既不故意加速死亡，也不延迟死亡，而是让"生命更有质量"。

提供支持系统，给予个体化、综合性护理 姑息治疗综合考虑患者独特的需求、个人文化背景、家庭多元性以及辅助疗法，为患者提供身体上、心理上、社会上和精神上的支持，是一种综合性、个体化的医疗护理模式，涉及包括医学、护理、社会工作、心理健康等多个领域。例如，姑息治疗提供关于治疗选择和医学决策的支持，强调与老年患者及其家人进行有效沟通，这有助于确保治疗方案符合患者的价值观和期望。姑息治疗对老年患者的家庭提供情感支持、照护培训以及关于患者状况和照护的信息，帮助老年患者尽可能以积极的态度活着，直到死亡。帮助家属正确对待患者的疾病过程及丧失亲人的痛苦，包括在必要的情况下提供居丧辅导等。

（康 琳）

25. 为什么需要**临终关怀**

在生命的最后阶段，患者和家属都面临着前所未有的挑战。不管是身体的各种不适，还是心理的各种情绪，都可能使即将告别的双方，即"死"和"生"的人，充满了无助和煎熬。在这个艰难的阶段，临终关怀可以帮助我们共同走好这一程人生路。说到临终关怀，大家可能有点儿陌生，临终关怀是什么，为什么需要临终关怀呢？

临终关怀是为预期生命不超过 6 个月的患者，提供全面的身体、心理、社会和灵性的支持和关怀，帮助患者以舒适的、有尊严的方式度过生命的最后阶段。同时，临终关怀也为家属在照护患者时以及死亡哀悼期提供支持，有助于做到"生死两相安"。与传统医疗模式旨在治愈疾病和维持生命不同，临终关怀的目的不在于延长生命，而是全程健康服务的"最后一公里"，是实现生命尊严与保证生命质量的重要服务。我们需要临终关怀的原因如下。

临终关怀为患者提升生命质量　临终关怀注重疼痛管理、症状缓解、心理和精神支持等方面，旨在帮助患者缓解痛苦，提高生命质量。在生命的终末阶段，患者的身体可能出现各种不适症状，如对疼痛、呼吸困难、腹胀等症状进行控制，有助于提高患者的舒适

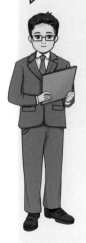

关键词

临终关怀　生命质量　生死两相安

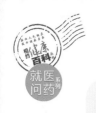

度。除了身体的不适，在生命的最后一程，患者会有心理、社会和灵性等方面的各种问题，如焦虑、抑郁、存在意义的探寻等，临终关怀给予患者心理、社会、灵性的支持，帮助患者在安详和有尊严的环境中度过生命的最后时刻。

临终关怀尊重患者的意愿　临终关怀强调尊重患者的个人价值观、信仰和治疗意愿。医疗团队组织患者和家属进行开放、有效的沟通，让患者有机会提出问题，并决定最适合自己的治疗护理方式，以确保医疗决策符合患者的期望和意愿，包括但不局限于以下问题：要不要选择呼吸机支持，要不要进行心肺复苏，要不要使用抢救药物，如呼吸兴奋剂、升压药等。

临终关怀为家属提供支持　疾病终末期不仅对患者本人构成挑战，也对患者家属造成心理、情感和经济压力。临终关怀不仅关注患者的需求，还为家属提供支持和辅导，如为家属提供照护支持及相关资源、协助患者家属平衡照顾患者与照顾自我的职责与角色、死亡哀恸期的心理支持，帮助家属面对困难并作出艰难的决策。

（康　琳）

26. 老年人应该如何 **面对死亡**

人生因美好的时光而显得弥足珍贵，也正因为有时间刻度的存在，生命总有尽头。每个人都会走向死亡，对老年人来说，在品味过酸甜苦辣的生活，经历了或顺遂平和或艰难困苦的人生后，当故事接近尾声，面对死亡成了不可避免的问题。印度诗人泰戈尔说："生如夏花般绚烂，死如秋叶般静美。"对于老年人，应该如何面对死亡呢？

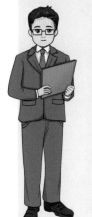

专家说

关于如何面对死亡，以下一些建议可供老年人参考。

接受生命的自然循环 死亡是生命的一部分，是自然循环的一部分，当理解和接受了死亡的存在，就会更加珍惜生命。最好的面对死亡的态度，就是积极地生活。积极参与一些有意义的活动，如志愿服务、记录家族历史、传授经验，这样做有助于感受生命的丰富和意义。体验所爱之事，包括与家人相聚、参与喜欢的活动等，有助于使生活更加充实、有满足感。

开展坦诚的讨论 受部分传统观念的影响，死亡对于一些人来说可能是个敏感的话题。但对老年人来说，认识到死亡是自然规律，顺其自然、泰然处之，

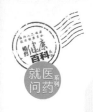

开展坦诚、相互尊重的对话是很重要的。老年人可以和家人、医生、朋友等进行关于死亡的讨论。理解死亡是生命的一部分，可以帮助老年人平静地面对生命的终点。关于死亡的讨论，可以包括生命的意义、个人价值观和宗教信仰等。

制订遗愿或生前预嘱　处理生前身后事，包括制订遗愿，内容涉及财务安排、医疗护理和葬礼安排等。医疗护理方面，主要指生前预嘱。生前预嘱是指人们事先，也就是在健康或意识清醒时签署的，说明在不可治愈的伤病末期或临终时要或不要采用哪些医疗护理的指示文件，可以借助"我的 5 个愿望"展开。提前考虑和安排上述内容，有助于老年人的本心在生命的最后阶段得到尊重和实现。

建立支持系统　有一个坚实的社交支持系统对于死亡是至关重要的。社交支持系统可以包括家人、朋友、宗教社群或心理健康专业人员。面对死亡可能引起情感上的挑战，包括焦虑、抑郁等，寻求专业的心理健康支持可以帮助老年人更好地处理这些情感问题。

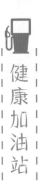
健康加油站

我的 5 个愿望

"我的 5 个愿望"是一份容易填写的表格式文件。当因为伤病或年老无法对自己的医疗问题作出决定的时候，它能帮助老年人明确表达一些重要的医疗意见，譬如在什么情况下要或不要哪些医疗服务，使用或不使用生命支持治疗等。具体内容如下。

1. 我要或不要哪些医疗服务。

2. 我希望使用或不使用生命支持治疗。

3. 我希望别人如何对待我。

4. 我想让我的家人和朋友知道什么。

5. 我希望谁帮助我。

（康　琳）

27. 面对**即将离去**的老年人，**家属**应该做些什么

"长亭外，古道边，芳草碧连天……"李叔同的《送别》道尽了离别的伤感。生命的逐渐消逝，也是一场送别。当老年人的生命即将谢幕，作为家属，除了情感的告别，还应该做些什么呢？以下是一些建议，帮助家属更好地应对这一时刻。

专家说

面对即将离去的老年人，家属可以做以下四个方面的安排。

临终关怀　在生命的最后阶段，尊重老年人的个人意愿，包括医疗护理、治疗选择的决定、离世地点等。家属可以与老年人一起讨论这些问题，确保医疗决

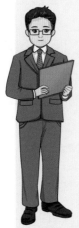

策符合其价值观。给予老年人临终关怀，不管是在医院还是在家里，关注老年人的不适诉求，提高舒适度，提高其生活质量。如帮老年人擦拭身体、涂保湿乳，保持口腔湿润，避免口干；关注老年人的大小便情况，避免尿潴留或者粪嵌塞，保持身体整洁、干爽等。

创建安静和宁静的环境　在老年人的生命最后阶段，创造一个安静、宁静的环境是有益的，包括提供舒适的床铺、调整光线、播放柔和的音乐等。为了缓解老年人的焦虑和不适感，可以点上香薰，帮助其舒缓情绪。在安全、舒适的空间里，可以根据老年人的时间和精力，帮助其与家人、朋友等进行告别。

提供情感和心理支持　情感和心理支持至关重要，家属可以提供理解和安慰，鼓励老年人表达感受，尽量理解老年人的感受，倾听他的需求和愿望，同时提供肯定和支持。在生命的最后阶段，家属可以与老年人进行"四道人生"，即道爱、道谢、道歉、道别。在生命终结的最后一刻，听力是最后丧失的，家属仍旧可以在老年人耳边诉说爱意。

准备身后事　家属可以提前准备老年人离去后的事宜，甚至可以和老年人共同讨论丧葬安排。根据个人偏好、家族传统和宗教信仰等，提前准备离世后遗体的料理方式、穿什么样的寿衣和丧葬的形式等。需要提前进行葬礼的筹备，如葬礼邀请哪些人到场、选择哪一张照片作为遗像、希望采用什么样的遗体告别仪式等。

（康　琳）

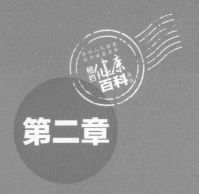

第二章

老年综合征

一

老年
综合评估

1. 同时患有**多种慢性病**的老年人应该去**哪个科室**就诊

随着年龄的增长，各种疾病逐渐找上门，到医院就诊开药成了老年生活的一部分。当诊断证明上的疾病越来越多，处方上的用药也会越来越长。老年人常合并多种慢性病，就诊时往往需要对多种疾病进行复诊，这个时候，去哪个科室就诊较为合适呢？

专家说

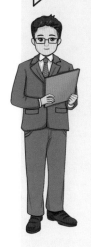

慢性病是慢性非传染性疾病的简称，常见的慢性病有冠心病、脑卒中、高血压、糖尿病、慢性呼吸系统疾病和恶性肿瘤等。老年人往往合并多种慢性病，对慢性病进行规范管理对于维持病情稳定、避免急性发作和减少并发症等至关重要。患有多种慢性病的老年人，可根据情况选择以下科室就诊。

全科医学科　全科医学是一个面向社区与家庭，整合临床医学、预防医学、康复医学以及人文、社会科学相关内容于一体的综合性医学专业学科，其范围涵盖各个器官系统以及各类疾病。同时患有多种慢性病的老年人通常需要综合性的医学管理，到社区医院或者综合性医院的全科医学科就诊，往往可以一站式完成多种慢性病的随诊。

老年医学科　老年医学是以预防和治疗老年相关

关键词

慢性病管理　老年医学　全科医学

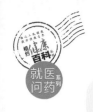
疾病、最大程度维持和恢复老年人各项功能、提高老年人生活质量为治疗目标的科学。合并多种慢性病的老年人就诊老年医学科,不单能解决慢性病的随诊、复查,老年医学科的医生还会从维持和恢复功能、提高生活质量的角度帮助老年人进行疾病管理。

各个专科 在慢性病急性发作或者并发症需要专科干预的时候,可能需要专科专家的治疗建议。如果有明确的专科评估和干预诉求,如患有冠心病的患者最近频繁出现胸痛症状、可能需要评估冠状动脉情况,则可以直接就诊于心血管内科。当情况紧急时,则需要到急诊科就诊。

(康 琳)

2. 老年人是否**用药**越多越好

老年人常合并多种疾病,大部分慢性病需要长期用药。但是,加法一直做,药就会越吃越多,有些老年人可能每天要吃十余种药。对于老年人而言,用药是否越多越好?

老年人常会吃很多种药,药品种类可能包括西药、中药、中成药,还会有一些保健品。但对老年人来说,

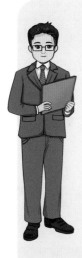

并不是吃药越多越好。用药种类越多，药物之间相互作用的风险就越大，药物引起不良反应的风险也就越高。为了避免用药过多、用药不规范等问题，患者及家属需要注意以下内容。

避免多重用药　如果是保健品类，可以咨询医生，明确是否有必要或者是否需要长期使用；如果是对症治疗药物，如缓解关节疼痛的药物，通常在症状缓解后可以逐渐减量、停药；一些症状或疾病可以通过非药物手段进行干预，如饮食调整、锻炼、康复治疗等，在可能的情况下应该综合考虑这些非药物干预手段，减少用药。

核查用药清单　对于合并多种慢性病的老年人，很多药物需要长期规律服用，多重用药难以避免。但疾病和症状总会变化，人的身体情况也在发生变化，因此需要定期进行用药清单的核查。建议老年人将所用药物列出清单，或者携带用药包装，在医生和药师的帮助下定期核查、优化药品种类、用药频率等。

在医生的指导下用药　虽然说并不是用药种类越多越好，但也并非不用药才是最好。如果在有疾病和症状的时候因为忌惮药物的不良反应而不用药，可能导致疾病加重或者并发症的发生，也会严重影响生活质量。因此，建议在医生的指导下规范、安全用药。

关键词

多重用药　药物核查

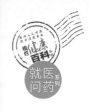

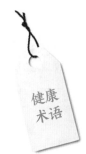

多重用药 指用药种类大于等于 5 种，包括处方药、非处方药和中草药等。

（康 琳）

关键词
老年综合评估 老年综合征 功能状态

3. 为什么要定期进行
老年综合评估

老年医学科医生可能对就诊的老年人进行老年综合评估。究竟什么是老年综合评估？为什么要定期进行老年综合评估呢？

专家说

　　与专科的单病诊疗不同，老年医学科更关注老年人的综合状态，并建立以"患者为中心"的个体化医疗模式，最大程度地维持和恢复老年人的功能状态，提高老年人的生活质量。老年综合评估是实现这个治疗目标的重要工具。

　　老年综合评估是一种多维度、系统性的评估方法，旨在全面了解老年人的健康状况、功能状况和社会环境，以更好地制订个性化的医疗和护理计划。

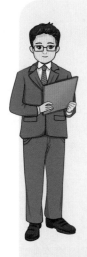

在诊治过程中，老年综合评估具有如下重要意义。

全面了解健康状况　定期进行老年综合评估有助于全面了解老年人的身体健康状况，包括慢性病状况及药物使用情况等。对老年人健康状况进行全面了解，可以使医疗团队早期发现潜在的健康问题，有助于个体化方案的制订。

老年综合征的管理　老年综合评估包括对跌倒、营养、认知、衰弱、情绪、尿失禁、便秘、视力或听力障碍、谵妄等老年综合征的评估。对老年综合征进行评估并管理，制订全面的营养、康复计划，有助于提高老年人的生活质量。

维持和恢复功能　老年综合评估是对老年人的功能状态进行评估，包括躯体功能评估、日常生活活动能力评估、社会生活能力评估等。其中躯体功能评估包括步速、平衡功能等。进行老年综合评估，能够了解老年人的功能状态，最大程度地维持和恢复老年人的功能状态。

促进老年人参与医疗决策　老年综合评估是医患共同决策的基础。通过让老年人参与评估过程，有助于医生了解老年人的需求，帮助老年人更好地了解自己的健康状况。老年人与医疗团队共同制订治疗计划，增强了治疗的合作性。

社会支持和居住环境　老年综合评估包括对老年人社会支持系统和居住环境的评估。了解老年人的社会环境和社会支持有助

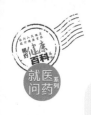

于为其提供更全面的照顾，了解居住环境有助于识别影响老年人功能发挥的环境因素并给出适老化改造建议，最大程度地提高老年人的生活质量。

（康　琳）

老年综合评估　老年医学科

4. 老年人可以去哪类医疗机构

完善**老年综合评估**

　　老年综合评估对于实现健康老龄化、提高老年人的生活质量至关重要，是老年医学诊疗中的重要工具。那么对于老年人来说，去哪类医疗机构可以完善老年综合评估呢？

　　老年人可以到以下机构进行老年综合评估。

　　综合医院的老年医学科　大型综合医院通常设有老年医学科，老年医学科的专业医疗团队能够对老年患者进行老年综合评估。此外，在综合医院老年医学科，医生会针对老年人在老年综合评估中发现的问题（如各种老年综合征），制订个体化的用药、营养、康复方案。

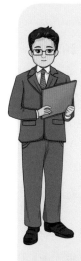

老年专科医院或门诊 一些专门服务老年人的医疗机构也可进行全面的老年综合评估并制订个性化的干预方案。在老年专科门诊就诊时，可能因时间有限，医生不能为老年人进行全面评估，但可以根据实际需要，进行个性化的老年综合评估服务。

长期护理机构 如养老院、护理院等也可提供老年综合评估服务。在这些机构，专业护理人员可以对老年人进行全面评估，以确保居住在这些机构中的老年人得到适当的照顾。

社区卫生服务中心 通常能够为老年人提供基本医疗服务和健康管理。一些社区卫生服务中心也可以进行老年综合评估，为老年人提供基本的老年保健服务。

家庭医疗团队 家庭医疗团队由全科医生、护理人员和社会工作者等组成，可以提供包括老年综合评估在内的全面医疗服务。这种医疗模式注重在家庭中提供医疗服务，更符合老年人的需求。

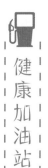

健康加油站

老年综合评估内容举例

1. 疾病和用药管理评估

2. 营养和口咽功能评估

3. 视力、听力、尿失禁、便秘情况评估

4. 慢性疼痛和睡眠情况评估

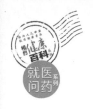

5. 认知与情绪（抑郁和焦虑）评估

6. 功能（日常生活活动能力、躯体功能）和跌倒评估

7. 社会和环境评估

8. 医疗意愿。

注意：以上仅为举例，未包括全部内容。在特定场景中，需要评估的内容应该由专业人员决定。

（康　琳）

5. 为什么老年人感染、着凉或者受伤后**更容易住院**

随着年龄的增长，各种不良事件的风险会随之升高。现实生活中，我们往往有这样的感受，老年人感染、着凉或受伤后更容易住院，为什么会出现这种情况呢？

　　部分老年人更容易住院，是因为在应激原（感染、着凉、受伤）出现时，身体表现出应对能力相对较弱的状态，这一现象被称为衰弱。衰弱是指老年人全身

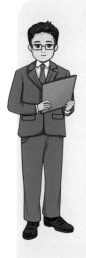

多系统构成的稳态网体系受损，导致生理储备下降、抗打击能力减退及应激后恢复能力下降的非特异性状态。衰弱的老年人发生各种不良事件（如跌倒、失能、住院和死亡）的风险更高。

由于老年人衰弱的患病率较高，因此更容易出现上述现象。具体分析内在原因，可以包括以下几点。

生理功能下降　随着年龄的增长，老年人的生理功能，包括肺功能、心血管功能、肾功能等逐渐下降，因此更容易受到感染等因素的影响。

免疫系统功能减退　相较于年轻人来说，老年人的免疫系统功能较弱，导致老年人对细菌、病毒等病原体的抵抗力下降，感染的风险增加。

慢性病的存在　许多老年人患有慢性病，如糖尿病、心血管疾病、慢性肺病等。这些疾病可能削弱机体对感染和应激的应对能力。

多药治疗　老年人通常需要同时治疗多种慢性病，因此常需要服用多种药物。多药治疗可能导致药物相互作用，增加药物不良反应的发生风险，进而增加住院的可能性。

缺乏足够的社会支持　部分老年人可能面临孤独、社交孤立等问题，缺乏足够的社会支持。这可能导致他们在生病或受伤后无法得到及时的照顾和帮助，从而增加住院的可能性。

不当的生活方式　一些老年人可能因为生活方式问题，如不

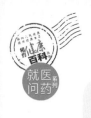

健康的饮食、缺乏锻炼、不足的睡眠等，使身体的整体健康状况下降，增加患病的风险。

退行性疾病和损伤的伤害　随着年龄的增长，老年人更容易受到退行性疾病（如骨折、关节炎）和损伤的伤害，这些情况可能需要住院治疗。

（康　琳）

关键词

四肢纤细　肌肉萎缩　营养不良

6. 为什么**长期卧床**的老年人四肢会越来越细

因为各种各样的原因，部分老年人可能长期卧床。不难发现，长期卧床的老年人常有一个共同点——四肢纤细。老年人在长期卧床后，四肢会逐渐变得纤细，力量也会逐渐减弱，为什么会出现这种情况呢？

 专家说

长期卧床的老年人四肢逐渐变得纤细瘦弱，与生理、饮食、运动、代谢等多方面因素有关。

失用性肌肉萎缩　在正常状态下，每天日常生活中的各种活动可以维持肌肉的基础力量。长期卧床导

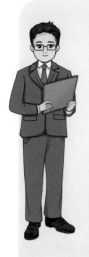

致肌肉长时间处于失用状态，肌力会减弱，肌肉会逐渐萎缩，即失用性肌肉萎缩。肌肉萎缩后，四肢的肌肉量减少，导致四肢变得纤细。

营养不良 长期卧床的老年人可能由于食欲不振、消化吸收问题等原因导致营养摄入不足，进而导致营养不良。当能量摄入小于消耗时，机体储备的糖原、脂肪逐渐消耗、分解，在体重逐渐下降的同时会伴有肌肉组织下降。营养不良导致脂肪和肌肉减少，四肢就会看起来很纤细。

疾病因素 某些神经系统疾病可能出现肌营养不良，导致肌肉萎缩、四肢纤细。长期卧床的老年人可能同时患有慢性病，而慢性病或者炎症状态可能导致四肢瘦弱。

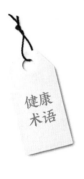

健康术语

失用性肌萎缩 由于肌梭神经活动减少和肌肉缺乏必要负荷而导致的肌肉体积减小和肌力减退。萎缩在肌肉结构及功能上均有体现：结构上包括肌纤维缩减，肌纤维、肌球蛋白亚型改变，肌细胞胞质、胞器损失和总肌肉蛋白量减少；功能上则表现为肌肉的收缩强度及耐力均会下降。

（康　琳）

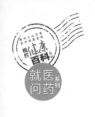
7. **失能**老年人如何改善 **生活质量**

随着人口老龄化的加剧，老年人的失能问题日益突出。失能后，老年人的日常生活必须由他人协助或者完全依赖他人的协助才能完成。失能严重影响老年人的生活质量，哪些方法有助于改善这部分老年人的生活质量呢？

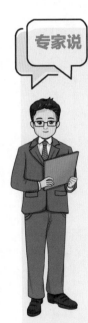

专家说

失能指由于年龄、疾病等导致身体功能或日常生活活动能力受损。截至2022年年末，我国60岁及以上老年人达到2.8亿，其中失能、半失能老年人大约为4 400万。在80岁以上的老年人群中，失能、半失能的约占40%。失能给老年人及其家庭带来了沉重的身心负担，严重影响到老年人的生活质量。

对于失能老年人，我们应该尽可能从身体、心理和环境适应性等方面帮助他们改善生活质量。

康复治疗　寻求专业康复治疗师的帮助，进行康复治疗，有助于失能老年人尽可能恢复功能，提高日常生活的自理能力。即便是有限的身体活动也对失能老年人有益。失能老年人可根据医生或康复治疗师的建议进行适度活动，如床上运动、关节被动活动等。

疾病、药物和老年综合征的管理 在社区医生、家庭医生或老年科医生的帮助下，借助老年综合评估，及时发现和处理老年人潜在的健康问题。进行慢病管理和药物核查，精简处方，及时发现并干预老年综合征，以维持和恢复功能、提高生活质量为目标。例如，老年人需要摄入足够的营养，失能老年人由于身体原因难以吞咽或进食，更容易出现营养不良，此时可能需要寻求专业的饮食建议，确保摄入均衡的饮食以满足老年人的营养需求。

心理和家庭支持 失能会对老年人的心理产生负面影响，因此提供心理支持非常重要。与专业心理健康专家、社工、家庭成员等进行交流，有助于缓解失能老年人的情绪压力。此外，适当的社交活动亦有助于减轻孤独感，提高失能老年人的生活质量。

适应性设备和合理的居家改造 可以使用适应性设备和辅助工具，如助行器、轮椅、可调高度的床榻等，以提高失能老年人生活的独立性和安全性。对居住环境进行适度改造，包括安装扶手和防滑设施、调整家具高度等，以确保失能老年人更容易移动，降低跌倒的风险。

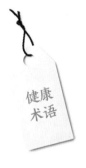

健康
术语

失能 指由于年龄、疾病等导致身体功能或日常生活活动能力受损。按照国际通行标准，吃饭、穿衣、上下床、上厕所、室内走动、洗澡6项指标，1~2项"做不了"的，定义为"轻度失能"；3~4项"做不了"的，定义为"中度失能"；5~6项"做不了"的，则定义为"重度失能"。

（康　琳）

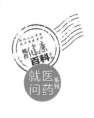

8. 老年人**晕厥**有哪些诱因

日常生活中，我们经常看到有人突然晕倒在地，失去意识，这就是医学上所说的"晕厥"。那么，什么是晕厥，引起晕厥的诱因又是什么？

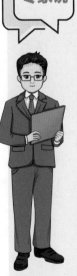

专家说

晕厥是指一过性全脑血液低灌注导致的短暂意识丧失，特点为发生迅速、一过性、自限性并能够完全恢复。老年人晕厥（意识短暂丧失）可能由多种原因引起，根据导致全脑血液低灌注的病因，可将晕厥分为三类。

反射性（神经介导的）晕厥 反射性晕厥是由交感神经或迷走神经反射异常引起周围血管扩张和/或心动过缓造成的晕厥。其中，血管迷走性晕厥最为常见，此类晕厥多有明显的诱因，如站立、坐位或情绪刺激、疼痛、医疗操作或晕血；情景性晕厥的诱因与特定的动作有关，如咳嗽、喷嚏、吞咽或排便、排尿、运动后、大笑、吹奏管乐器等；颈动脉综合征引起的晕厥多见于老年人，转头动作、剃须、衣领过紧、局部肿瘤等可造成颈动脉窦受压，进而引发晕厥。

直立性低血压所致晕厥 当自主神经系统对血管张力、心率和心脏收缩力的调节功能存在缺陷时，在直立位时，血液过多存留于内脏和下肢血管，造成回心血量减少、心排血量下降、血压明显降低，进而引发晕厥，又称直立不耐受综合征。原因涉及药物（利尿剂、血管扩张剂等）、血容量不足（出血、腹泻、呕吐等）、神经源性因素（自主神经功能障碍等），常见诱因为体位的改变，如从卧位或坐位快速变为直立位。

心脏性晕厥　心源性晕厥为心脏疾病导致的晕厥。心律失常性晕厥可分为心动过缓（窦房结功能不良、房室传导系统疾病等）、心动过速（室上性心动过速、室性心动过速），任何可能诱发上述疾病发作的因素（如恶心、呕吐、腹泻、多尿等导致电解质紊乱）都可能诱发晕厥。器质性心血管疾病性晕厥可分为心脏瓣膜病、急性心肌梗死 / 缺血、肥厚型心肌病、心脏肿物（心房黏液瘤、肿瘤等）、心包疾病 / 压塞、先天性冠状动脉解剖异常、机械瓣膜功能不良、肺栓塞、急性主动脉夹层、肺动脉高压等。任何引起上述疾病发作的诱因均可诱发因这些病因导致的晕厥。如久坐导致下肢静脉血栓形成，导致肺栓塞，进而引发晕厥。

老年人晕厥的病因复杂，多不能由单一病因解释。①多种慢性病并存，如糖尿病、冠心病、脑血管疾病、神经系统退行性疾病、心力衰竭，这些慢性病可引发晕厥。②常口服多种药物，如镇静药、利尿剂、血管扩张剂、β 受体阻滞剂、降糖药、降压药，这些药物有可能引发晕厥。③与年龄相关的生理改变，如脑血流减少，有可能引发晕厥。

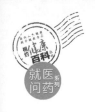

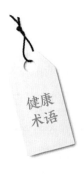

直立性低血压 也称体位性低血压，是由于体位发生了改变，如从卧位快速变为直立位时出现的血压明显下降的情况。由卧位转为直立位时，测量卧位和直立位血压，3分钟内收缩压下降超过20mmHg，或舒张压下降超过10mmHg，或收缩压降至<90mmHg。直立性低血压是一种可出现头晕、晕厥、疲劳、视力模糊、认知障碍、头痛等一系列症状的临床综合征。

（康 琳）

9. 如何避免**晕厥后跌倒**

老年人晕厥后常有短暂的意识丧失，跌倒的风险非常高，不慎跌倒后轻则导致软组织损伤，重则引起骨关节骨折、硬脑膜下血肿等。对于老年人来说，如何避免晕厥后跌倒呢？

晕厥发作时常因肌张力降低、不能维持正常体位而导致跌倒。跌倒可能导致严重的身体损伤，因此学习如何避免晕厥后跌倒对于老年人而言十分重要。

慢慢起身 老年人从卧位或坐位迅速转为站立时，

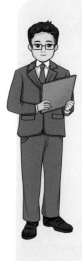

血压可能下降，从而增加晕厥的风险。起床时应做到"看、坐、动、踩"四个步骤：醒后不立即起床，待看清物体后缓慢起身，扶床坐起半分钟，再移至床边，双腿下垂，活动下肢，踩实地面，扶床沿慢慢站起。

避免快速转头　突然的头部运动可能导致晕厥，因此老年人在起身或者转头时应该避免过于急促的动作。要注意转头要慢，系领带不要过紧，不要穿高领衣服。

使用助行工具　对于有晕厥风险的老年人，助行工具（如拐杖、助行器）可以提供额外的支持和平衡，有助于降低跌倒的可能性。

避免站立过久　避免长时间站立，特别是在气温较高的环境中。如果需要站立，可以适时找个支撑物坐下来休息。

保证充足的饮水　良好的水分摄入有助于防止脱水，减少晕厥的风险。老年人要确保每天喝足够的水。

定期体检　定期进行健康检查，特别是监测血压、心脏功能和血糖水平。对于有慢性病的老年人，维持慢性病的稳定也很重要。

适当的运动　适当运动可以增加肌肉力量、提高平衡能力，减少跌倒的风险。但老年人在进行运动前最好咨询医生，确保选择适合自己身体状况的活动。

药物管理　如果老年人正在使用可能导致晕厥的药物，如降

关键词

晕厥　跌倒

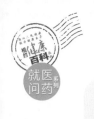

压药，应该避免过度使用，收缩压以 140~150mmHg 为宜。应按照医生的建议使用，避免自行调整药物剂量。

其他 在饭后半小时内、劳累后、口服降压药后 1 小时不宜洗澡，同时避免洗澡时水温过高、洗澡时间过长。

（康　琳）

关键词

晕厥　综合评估　晕厥病因

10. **晕厥**应该到哪个科就诊

随着年龄的增长，部分老年人晕厥发作越来越频繁，症状越来越重，持续时间越来越长，甚至危及致命。因此，老年人一旦发生晕厥，一定要去医院进行系统评估，及时找到晕厥的原因，及时进行干预并规避危险因素，从而减少晕厥的发生。那么老年人的晕厥应该去哪个科就诊呢？

老年晕厥是一个常见但复杂的问题，可能涉及多个医学领域。根据流行病学数据，老年人晕厥的常见原因依次为心血管系统原因、神经系统原因、代谢系统原因等。因此，老年人发生晕厥，需要进行全面评估。

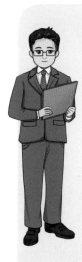

心血管系统　老年人晕厥与心脏疾病有关的情况并不少见。心脏病变、心律失常、心血管神经反射异常、一些心血管药物的滥用/误用都可能导致晕厥。因此，发生晕厥的老年人通常会被推荐到心内科或心脏专科就诊，进行心电图、心脏超声等检查，以了解是否存在心血管相关问题。

神经系统　某些神经系统疾病也可能导致晕厥，如中枢神经系统疾病、脑血管疾病。在这种情况下，神经科医生可能需要参与病情评估，通过神经系统检查、脑部影像学检查等手段来确定晕厥的具体原因。

代谢系统　一些老年人的晕厥可能与代谢异常有关，如血糖过低或过高，可能需要进行相关的代谢性疾病的检查与治疗。

其他　一些引发晕厥的因素可能无法准确地归属于某一个系统，而是多系统共同作用的结果。在这种情况下，以老年科医生为主导的多学科团队能够对老年人的整体健康状况进行综合评估。

根据上述老年晕厥的常见原因，老年人应该根据自己的具体情况，个体化选择相应的学科，依次就诊。如果当地有老年医学的多学科团队或老年医学晕厥亚专科门诊，则能更好地找到病因，制订个体化治疗方案。

（王宇虹）

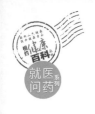

11. 引起老年人**跌倒**的
常见原因有哪些

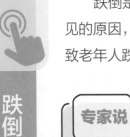

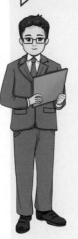

关键词

跌倒　骨折　平衡能力

跌倒是老年人生活中最常见的伤害，不仅是导致创伤性骨折最常见的原因，甚至可能成为老年人生命的终结者。那么，哪些原因会导致老年人跌倒呢？

专家说

老年人跌倒是一个常见且严重的问题，原因多种多样，经常叠加出现，其中比较常见的原因如下。

肌肉和骨骼问题　老年人的肌肉质量减少，肌肉力量减弱，这些导致躯体的平衡和稳定性均降低，整体跌倒风险增高；老年人的骨密度减少，骨骼脆性增高，这既增加了老年人跌倒的风险，也增加了老年人跌倒后骨折的风险。此外，部分老年人存在营养不良的问题，这不仅加速了老年人骨骼肌的减少和弱化，还减慢了老年人跌倒后骨折的修复能力。

视觉问题　老年人视力下降，视野变得狭窄，对周围环境的感知减弱，对周围障碍物的识别和规避能力降低，这些均增加了老年人跌倒的风险。

平衡问题　内耳神经元是身体保持平衡的下位

神经中枢，老年人的内耳脆弱，更易患病，如出现前庭神经炎，导致老年人出现平衡障碍，增加跌倒的风险。由于老年人更易患卒中、脑供血不足、帕金森病等中枢神经系统疾病，这大大降低了老年人躯体的平衡和运动协调能力，增加了跌倒的风险。此外，老年人常见的慢性病——糖尿病，会损害中枢和周围神经系统，出现糖尿病神经系统并发症，这些均能降低躯体的本体感觉和平衡能力，增加了老年人的跌倒风险。

药物不良反应　老年人经常患有多种慢性病，这导致老年人经常需要长期口服多种药物。治疗慢性失眠的镇静药物、降压药、抗抑郁药等，均能导致老年人嗜睡或血压骤降，增加跌倒的风险。此外，利尿药可能导致老年人频繁如厕和排尿，增加了老年人跌倒的风险。

环境因素　一些跌倒风险因素，如穿着不合适的鞋子导致脚下不稳；路面过度光滑或不平；夜间如厕光线不足等，会增加老年人跌倒的风险。

认知问题　正常老年人对跌倒的风险认识尚且不足，对跌倒风险预判不够；痴呆的老年人存在认知功能障碍，缺乏对环境的判断能力，大大增加了跌倒的风险。

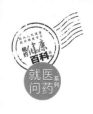

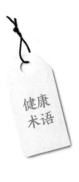

跌倒 跌倒是指一个人无意中跌落到地面或另一个较低的位置时发生的事件，身体的某个部位会因为无意撞击到阻止坠落的物体上而导致受伤或骨折。需要指出的是，由于突发急性疾病（如卒中、癫痫）或被环境伤害（如被移动的物体撞击）引起的相关事件，并不被视为跌倒。

（王宇虹）

12. 老年人应该如何
预防跌倒

　　跌倒是全世界第二大伤害致死的病因。根据世界卫生组织（WHO）的最新数据显示，全球每年估计有 68.4 万人死于跌倒。其中，60 岁以上人群跌倒后发生致命性跌倒的比例最高。跌倒带来的不良预后数据触目惊心，那老年人应该如何预防跌倒呢？

　　预防老年人跌倒的第一步是全面评估老年个体的跌倒风险因素群，然后根据这些风险因素群启动一系列跌倒预防措施。

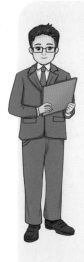

改善骨骼肌肉的健康水平 老年人应该定期进行有氧运动和抗阻训练，通过改善心肺功能、维持适宜的体重，综合改善骨骼肌肉的力量和协调性，进而改善骨骼肌肉的健康水平。在营养摄入方面，老年人需要增加优质蛋白的摄入，维持骨骼肌肉功能并促进修复；增加钙和活性维生素 D 的摄入，增加户外运动和日晒。对于已经出现肌肉减少症、骨质疏松症的老年人，除按照医嘱口服治疗药物外，还需要给予个体化物理治疗和康复治疗。

改善老年人的慢性共病状况 很多慢性病与跌倒风险相关，因此需要定期监测老年人慢性病和共病状况，调整老年人的生活方式，包括饮食管理、科学运动、戒烟限酒、关注情绪问题、保持良性社交、规律作息、保障充足睡眠等。这些均能改善慢性共病状况，降低跌倒风险。

调整老年人的多重用药 需要定期审查老年人的治疗药物单，充分权衡利弊，尽量少用或停用有可能增加跌倒风险的药物；对有明确的跌倒风险的药物，应减量或更换。对可引发嗜睡或影响平衡功能或导致直立性低血压的药物，应调整至睡前服用。加强风险教育，降低药物相关的跌倒风险。

改善老年人的环境安全 通过移除障碍物、提供足够照明、保障地面防滑、安装安全扶手、调整家具布局、提供舒适的防滑鞋、改造卫生间和洗手间用具、及时使用助行器等一系列措施，降低环境相关的跌倒风险。此外，需要定期检查、检修和管理老年人日常生活相关设备设置，确保其状态良好且没有损坏。

骨骼肌肉　慢性共病　环境安全

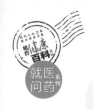

　　其他　对认知功能障碍的老年人，尽早识别、定期评估并提供专业管理，尽早进行积极干预。认知功能障碍的老年人是跌倒的高发人群，需要早发现、早预防、早保护。针对衰老相关的生理性认知障碍，可以通过写便利贴、记笔记提醒以及多用脑学习、积极参加社会活动等方式延缓正常的记忆力降低；针对病理性认知障碍，即各种失智老年人，应尽早去医院就诊，早发现、早治疗；针对晚期认知障碍的失能失智老年人，需要进入专业机构进行专业管理。

（王宇虹）

13. 应该如何处理
老年人**跌倒**

　　老年人跌倒的现场处理是一个非常专业的问题，如果处理不当，可能造成跌倒后二次损伤。应该如何正确处理老年人跌倒呢？

　　老年人跌倒是一个常见而紧急的情况，需要进行科学得当的专业处理，最大程度减轻跌倒老年人的伤害。

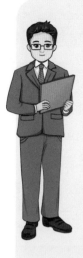

检查受伤情况 施救者需要保持镇定，快速检查老年人的受伤情况。如果老年人有明显的头部损伤，需要立刻拨打 120 急救电话；如果老年人陷入昏迷，需要将其头部偏向一侧，保持呼吸道通畅，避免出现舌后坠以及口腔分泌物阻塞呼吸道的情况；如果老年人四肢、背部出现肿胀、变形、流血等，提示跌倒严重，可能伴有骨折，此时不要随意移动老年人，需要立刻拨打 120 急救电话。在等待急救人员达到期间，施救者应尽量保持跌倒老年人的舒适，并进行止血等必要的急救。

提供全面支持，动态观察症状 经过专业评估后，确认跌倒老年人没有明确的严重损伤，应该能够自行或者在他人协助下坐起来、站起来或躺回去后，施救者可以为跌倒老年人提供专业协助，防止跌倒老年人二次受伤。如果经专业评估确认跌倒老年人无法站起来，则施救者需要协助老年人维持跌倒后的姿势，并立刻拨打 120 急救电话。在这个过程中，施救者需要持续观察跌倒老年人的症状，包括有无头晕、呼吸急促等，同时向老年人提供安慰和支持。除此之外，施救者需要记录老年人跌倒的全部过程和现场状况，帮助老年人寻找本次跌倒全部潜在危险因素，以预防以后再发跌倒的可能，降低未来的跌倒风险。

防止二次受伤 确保周围环境安全，避免老年人再次跌倒或发生其他意外。清理周围可能的危险物品，确保地面平整，为老年人自救、他人协助及急诊急救搭建安全平台。

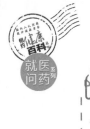

如何确认跌倒老年人的行动能力和受伤情况

针对跌倒的老年人，要先进行专业评价，之后根据评价结果决定是让老年人保持原有姿势，还是协助跌倒的老年人起身。在评价老年人髋部、膝盖或腕骨等常见部位受伤疼痛情况时，应先确认老年人神志清醒，无昏迷、呕吐，之后依次检查脚踝、膝盖、下半身、手腕、手肘、肩膀和脖子，明确老年人的活动受限区域。

（王宇虹）

二

老年
常见症状

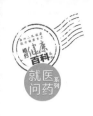

14. 为什么老年人**容易失眠**

关键词

失眠 睡眠障碍

失眠是老年人群中非常常见的现象。有数据显示，每 5 位老年人中就有 1 位长期饱受失眠的困扰。若仅统计单次失眠的比例，每 3 位老年人中就有 2 位抱怨有过失眠。那么，为什么老年人容易失眠？

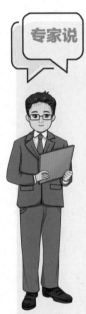

专家说

部分老年人表现为入睡困难，部分老年人表现为夜间频频醒来，部分老年人表现为凌晨早醒，部分老年人表现为多梦噩梦，这些睡眠障碍统称为失眠。失眠严重损害了老年人的夜间睡眠时间和睡眠质量，降低了老年人第二天白天的活动状况和精神状态，长此以往，将会大大影响老年人的整体健康和生活质量。老年人多发失眠的原因如下。

生理变化 随着年龄的增长，人体的生理结构和功能都在发生变化，可能导致睡眠模式的改变。老年人的深睡眠时间可能减少，容易在夜间醒来。

慢病共病 老年人易患多种慢性病，包括心血管疾病、慢性疼痛等，易出现多病共存的情况，多种慢性病互相促进，可降低老年人的睡眠质量。

多药共存 许多老年人需要长期口服多种药物，某些药物可能影响睡眠。

精神疾病　老年人高发精神疾病，常见的有老年期抑郁、焦虑和认知障碍等，这些精神疾病均可导致睡眠障碍，使老年人入睡困难、夜间醒来或早醒。

社会因素　老年人的社会参与度降低，社会活动显著减少，很多负向社会因素，包括退休、家庭变动、丧偶等均可引起老年人的情绪波动，从而影响睡眠。

环境因素　睡眠环境中的噪声、光线过明、床具不适等，都可能导致老年人失眠。

日间活动和锻炼不足　老年人肌肉骨骼发生退行性改变，整体运动缺乏，尤其是日间户外活动缺乏，可降低老年人的睡眠质量，导致慢性失眠。

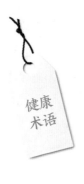
健康术语

生物钟　指生物体在一定时间周期内，自然而然地经历生理和行为变化的一种内在机制。最为典型的生物钟就是人体的昼夜节律，即每24小时经历一次睡眠和觉醒循环。

（王宇虹）

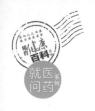

15. 如何应对老年人的
慢性失眠

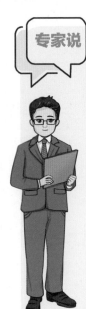

很多老年人经常抱怨自己饱受失眠困扰，无论是晚上睡不着，还是凌晨早醒，或者是夜间噩梦多，都让老年人的整体生活质量大打折扣。虽然很多老年人积极尝试各种方法助眠，包括按摩穴位、睡前烫脚、数羊默念、听雨声或白噪声、深呼吸等，但慢性失眠仍是一个非常顽固的老年综合征，这意味着一旦老年人失眠，第二天整个白天都无法打起精神。慢性失眠对老年人的整体健康和生活质量影响非常显著，究竟应该如何应对老年人的慢性失眠呢？

专家说

　　睡眠行为治疗　睡眠行为治疗是一个渐进的过程，需要一些时间才能看到明显效果。对老年人而言，睡眠行为治疗有助于改善睡眠质量，减少镇静催眠药的依赖。常见的睡眠行为治疗如下。

　　➢ 建立一个规律的睡眠时间表，尽量每天都在同一时间上床睡觉，也在同一时间起床，这有助于调整身体的生物钟。

　　➢ 保障舒适的睡眠环境，确保卧室安静、黑暗、凉爽，并使用舒适的床垫和枕头，建立睡眠与床的强关联，避免在床上进行无关睡眠的活动。

➤ 白天要限制睡眠时间，尽量做到不午睡，如果白天实在感到疲倦，可以选择短暂的午睡，但不要超过 30 分钟。

➤ 晚餐不要吃得太多，晚餐后尽量不再进食，睡前不要进食刺激性食物，如含咖啡因的食物和饮料、浓茶、高糖食物，也不要吸烟或做剧烈运动。

➤ 睡前进行放松，如听轻音乐、全身肌肉放松、深呼吸或冥想等。

➤ 尽量避免在睡前使用电子设备，因为屏幕的蓝光可能影响睡眠激素的分泌。

此外，通过一些正向认知疗法，也能帮助老年人改善慢性失眠状况。

白天加强科学运动　老年人在白天可增加适合自己的运动，尤其是适合老年人的抗阻运动和平衡运动，通过改善肌肉骨骼的整体状况提高老年人的脑部氧代谢，逐步提升老年人的夜间睡眠质量。

药物辅助治疗　对于慢性失眠的老年人，药物治疗需要寻求专业医生和药师的帮助。首先，睡眠障碍专家会对失眠老年人进行综合评估，筛查失眠原因、失眠诱因以及失眠综合征的严重程度；随后进行睡眠行为治疗；在上述治疗的基础上，如果老年人仍有慢性失眠，则需要选择恰当的药物。最常见的镇静催眠药为非苯二氮䓬类药物，如唑吡坦、艾司唑仑、氯硝西泮，这些药物在治疗短期失眠中效果明显，但长期使用可能导致依赖性和戒断症状。镇静催眠药可能增加老年人跌倒、记忆力减退，甚至抑郁

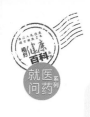

和肺炎的风险。应用药物治疗老年人的慢性失眠需要严格权衡治疗失眠的获益与药物潜在的不良反应，慎之又慎，个体化给药，密切监测药物的不良反应。

（王宇虹）

16. 睡眠时双下肢出现**蚂蚁爬**或**虫子咬**的感觉应该如何处理

有些老年人在睡眠时双下肢会出现不舒服的异常感觉，患者通常描述为肢体内的蚁爬感、虫咬感、蠕动感、牵拉感、抽动感、疼痛瘙痒感或触电感，这些异常感觉让老年人的睡眠质量大打折扣，常常需要半夜三更爬起来在房间里走来走去以些许缓解双下肢的异常感觉。这种情况在临床上称为不宁腿综合征。老年人睡眠中出现的这些感觉异常感觉究竟应该如何处理呢？

专家说

老年人在睡眠时出现双下肢蚂蚁爬或虫子咬的异常感觉，其原因非常复杂，比较常见的包括神经系统问题、循环系统问题或其他慢性病。如果这种异常感觉偶尔发生，可能与姿势不当、神经受压或其他短暂

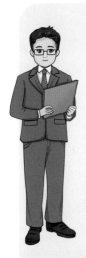

因素有关；如果这种异常感觉持续存在或频繁发生，则需要及时就诊。老年双下肢感觉异常，可以针对发生机制的常见程度，依次试用以下方式处理。

调整姿势、改善环境 睡眠时长时间保持一个姿势，可能导致双下肢感觉异常，频繁改变和调整姿势，在床上伸展和积极活动双下肢，可能些许缓解这种异常感觉。此外，应确保床垫和枕头的舒适，保持环境温度适宜。

改善双腿微循环和微神经营养水平 老年人应在白天进行适度的科学运动，改善双下肢微循环和微神经健康水平；晚上规律作息，按时睡觉和起床，建立良好的睡眠习惯；睡前避免吸烟、饮酒和进食刺激性食物。不发作时，睡前可用温水浴足；发作时可试用冷敷或热敷（注意温度避免冻伤和烫伤）；平时可以通过瑜伽、冥想或者深呼吸的方式改善焦虑，帮助改善睡梦中双下肢感觉异常。

及时就诊评估和药物治疗 对于严重的睡眠中双下肢感觉异常，需要及时就医，积极进行原发病的对因治疗。一些药物可能发挥对症治疗效果。由于老年人存在多病共存和多重用药的问题，在用药前一定要先进行全面评估，权衡利弊。

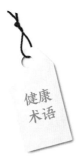

健康
术语

不宁腿综合征 是一种影响睡眠的神经系统感觉运动障碍，患者由于双腿不适感而导致无法控制的腿部运动冲动，这种感觉运动异常通常会在晚上或夜间睡眠中发病，活动可以暂

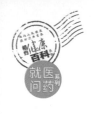

时缓解发病。不宁腿综合征是一个比较常见的临床综合征，通常会随着年龄的增长而加重，由于干扰睡眠，影响了日常活动和生活质量，需要引起老年人和临床医生的高度重视。

（王宇虹）

关键词

便秘　肠道蠕动　膳食纤维

17. 引起老年人**便秘**的可能原因有哪些

随着年龄的增长，很多老年人出现了排便费力的问题，曾经规律的排便变得越来越无常，排出的大便异常干燥，每次排便仿佛成为一场"渡劫"，部分老年人需要长期使用开塞露等辅助排便。是什么原因把老年人的排便变成一件痛苦的事情呢？

引起老年人便秘的原因可以是多方面的，常见的包括生理、饮食、生活方式等。

衰老的病理生理变化　增龄使老年人肠道的运动和蠕动减缓，导致粪便在肠道内停留时间增加；加上老年人咀嚼能力变差、消化道酶活性降低，使消化吸收功能降低；这些均会导致老年人便秘。一些神经系统疾病，如帕金森病，可能干扰肠道的正常蠕动，导

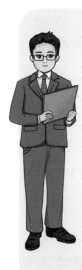

致便秘。此外，部分老年人长时间卧床，生活和排便规律更差，肠道蠕动更慢，便秘更加常见。

不良的饮食习惯和药物应用　老年人膳食纤维摄入不足、饮水量亦不足，可引起便秘；老年人往往存在多重用药的问题，一些药物（如抗抑郁药、降压药和镇痛药）可引起便秘。

负向生活方式和慢性病　老年人整体运动减少，直接影响了肠道蠕动，从而导致便秘。还有一些老年人可能因为如厕不便或如厕条件恶劣而习惯了憋大便，这些问题均能导致肠道蠕动缓慢，继而发生便秘。此外，老年人常见的慢性病，包括糖尿病、甲状腺疾病、慢性结肠炎等，均能导致运动减少，甚至失能卧床，这些均加重了老年人便秘的发生概率。

（王宇虹）

18. 如何应对老年人
长期便秘

随着年龄的增长，老年人身体的各项功能不断下降，肌肉的运动能力也逐渐降低，这个过程不仅表现在骨骼肌的运动方面，平滑肌的

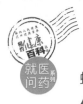

蠕动也减缓，这是老年人慢性便秘的重要机制之一。此外，老年人不仅皮肤干燥，内脏细胞也日渐缺水，这加重了老年人的便秘。那么，老年人应该如何改善长期便秘呢？

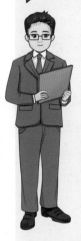

关键词

便秘 膳食纤维 排便习惯

老年人长期便秘是由多种原因引起的，包括不良饮食习惯、缺乏运动、药物不良反应、不良生活方式等，因此，应对老年人慢性便秘也需要全面综合管理。

调整饮食结构 日常多进食富含膳食纤维的食物，包括水果、蔬菜、全谷类和豆类等，促进肠道蠕动；同时确保足够的水分摄入，有助于软化大便，使其更容易通过肠道；避免摄入可能加重便秘的食物，包括高脂肪、低膳食纤维、高糖分的食物。

养成良好的排便习惯 日常培养规律的排便习惯，每天尽量在同一时间尝试排便，帮助训练肠道排便功能；每次感到有排便冲动时，要及时去厕所；日常增加适度的运动，如散步、游泳或伸展运动，通过促进肠道蠕动，增加腹肌的排便力量，协助获得顺畅的排便过程，缓解便秘。

服药调整 老年人需要尽量减少服用可能导致便秘的药物。通过以老年科医生为中心的多学科团队，商讨可以更换或调整的便秘风险药物。必要时可以使用一些药物辅助治疗便秘。

（王宇虹）

19. 老年人**大便失禁**应该怎么办

有些老年人无法控制排便或无法抑制排便冲动，称为大便失禁。大便失禁既影响个人生活质量，增加照护者负担，还增加了老年人的病耻感。应该如何解决大便失禁这个尴尬痛苦的问题呢？

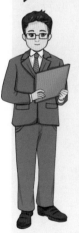

专家说

大便失禁严重影响老年人的身心健康和生活质量。老年人大便失禁与多种因素有关，主要包括排便肌肉无力、排便神经问题以及一些慢性病。面对老年人大便失禁，可以采取如下应对措施。

调整饮食 需要增加膳食纤维的摄入，如适度增加水果、蔬菜、全麦食品的摄入；保持充足的水分摄入，防止大便干燥。此外，需要避免进食富含咖啡因、糖及其替代品和乳糖等的摄入，这些食物会加重大便失禁；相反，一些富含发酵低聚糖、二糖和单糖及多元醇的食物，能够改善大便失禁的症状。

养成良好的排便习惯 定时规律排便，必要时可以通过做记录和调查量表的方式进行排便行为训练；了解诱发和加重大便失禁的日常饮食习惯，进行相应的调整；平时适当增加运动，促进肠道蠕动，维持良好的排便习惯，降低大便失禁的发生。此外，对于有

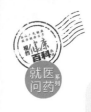

大便失禁风险或者经常发生大便失禁的老年人，需要学会使用护理垫和护理用品，保持卫生，以减少大便失禁造成的照护压力。

康复训练 在专业医疗人员的指导下进行盆底康复训练，包括肛门收缩和松弛练习，增强老年人对排便肌肉的控制，减轻大便失禁的症状。还可通过生物反馈技术，令老年人交替进行盆底肌肉的收缩和放松训练，以此形成条件反射，达到控制排便的训练目的，改善大便失禁。

药物治疗 一些容积型轻泻剂或渗透性泻剂能降低大便失禁的症状，但大便失禁的药物干预需要在老年科医生进行综合评估、权衡利弊后启动。

其他治疗 对于严重的大便失禁，可能需要手术和 / 或针灸治疗。

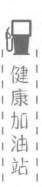
健康加油站

哪些人易发生大便失禁

年龄 衰老是大便失禁最重要的危险因素，年龄越大，衰老相关大便失禁的发生率越高。

性别 女性是大便失禁的危险因素，这可能与女性的分娩经历相关。

神经创伤和疾病 如糖尿病、多发性硬化症、背部创伤和手术等，可使大便失禁的风险增加。

痴呆 晚期痴呆患者通常会发生大便失禁。

运动障碍　运动障碍的老年人经常因不能及时如厕导致大便失禁。

（王宇虹）

20. 老年人出现**吞咽困难**的原因有哪些

一些老年人在吃硬质食物时会感觉有东西卡在喉中吞不下去，或者感觉噎住而吃饭费劲儿，吃饭的时间明显延长，时间久了都有些"恐饭"；而当他们进食稀饭和喝水时，又经常出现呛咳，甚至出现反复发热和肺部感染；这一系列状况提示老年人出现了吞咽困难，或称为吞咽障碍。那么，老年人在哪些情况或者哪些疾病时易出现吞咽困难呢？

专家说

吞咽是一个复杂的动作，涉及许多肌肉和神经，故衰老本身就会导致吞咽无力。吞咽反射是人体内非常复杂的反射，衰老的过程伴发吞咽过程中一系列肌肉和神经反射的退行性改变，加上老年人常见的神经系统慢性病，均会导致吞咽困难的发生。

神经系统问题　卒中、帕金森病、小脑和锥体外系疾病等很多神经系统疾病均能影响咽喉和食管神经，

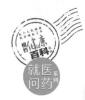

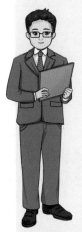

降低吞咽相关神经、肌肉的协调性，导致吞咽困难。

肌肉问题　全身或局部肌无力会降低吞咽肌群的效力，喉咙和食管的肌肉无法有效推动食物向下移动而导致吞咽困难；颈部手术或损伤等也可导致咽喉和食管肌肉无力或协调性降低，从而产生吞咽困难。

食管疾病　食管慢性炎症、食管憩室、食管狭窄、食管癌等均可导致食物通过食管时遇到阻力，食物难以通过，出现吞咽困难。

口腔问题　过度干燥的口腔可能使食物难以咽下；牙齿的缺失或不适可能影响食物的咀嚼和吞咽。

药物不良反应　一些药物的不良反应为口腔干燥、肌肉无力等，会影响吞咽。

（王宇虹）

21. 如何评估和护理
吞咽障碍的老年人

吞咽反射非常复杂，老年人一旦出现吞咽困难，需要尽早就医，通过详细的综合评估，包括体格检查、影像学检查、吞咽功能检查等，明确发生吞咽障碍的原因，由此制订个体化的治疗和康复计划。但是，这个过程非常漫长艰辛，需要家人的精心护理和全面配合。对于居家生活的有吞咽障碍的老年人，应该如何进行评估和护理呢？

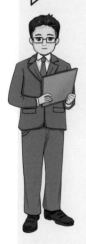

专家说

定期进行医学评估　针对有吞咽困难的老年人，首先要接受充分的医学评估，找到吞咽困难的具体原因和严重程度，建立相关的治疗和护理方案，通过护理降低吞咽时间，提高吞咽效率，降低反复发作的坠积性肺炎发生频次。其次，还需要定期与医生沟通评估，掌握老年人吞咽困难的症状变化，及时调整治疗方案。

饮食调整　根据医生的建议调整饮食。选择柔软、容易嚼碎的食物，或者提供易于咽下的黏性流质饮食，如磨碎或搅拌食物。确保老年人有足够的水分摄入，必要时可用婴儿安全奶瓶辅助饮水。

餐具、环境和座椅调整　选用适合吞咽障碍患者的餐具和用具；创建安静、无干扰、放松的用餐环境；避免匆忙进餐和仓促进食；训练和保持老年人在用餐时的正确坐姿，可根据老年人的需要调整座椅高度和体位。

全面监测　定期监测老年人的体重和皮肤弹性，确保摄入足够的饮食和水，如果老年人发生了体重减轻甚至脱水，可能表明老年人的吞咽困难已经导致营养摄入不足，应请专业医生评估是否需要采用鼻饲管补充营养。

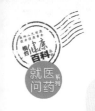

　　康复训练　存在吞咽困难的老年人应在专业医疗人员的指导下进行康复训练，主要进行咽喉和口腔肌肉锻炼，提高吞咽的协调性和力量。

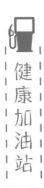

老年人如何早期发现吞咽功能减退

　　有多种方法可以评估吞咽功能，以下为三种相对便利的自我评估方法。

　　Eat-10 吞咽功能筛查量表　应用下表进行评分后，根据得分评价自己的吞咽困难程度，如果总分≥3分，提示有吞咽困难风险，需要及时就医。

Eat-10 吞咽功能筛查量表

项目	得分				
1. 我的吞咽问题让我的体重下降	0分	1分	2分	3分	4分
2. 我的吞咽问题影响我外出就餐	0分	1分	2分	3分	4分
3. 进食流体或液体食物比较费劲儿	0分	1分	2分	3分	4分
4. 进食固体食物比较费劲儿	0分	1分	2分	3分	4分
5. 吞咽药丸时比较费劲儿	0分	1分	2分	3分	4分
6. 吞咽让我感到痛楚	0分	1分	2分	3分	4分
7. 吞咽困难减少了我进食的乐趣	0分	1分	2分	3分	4分
8. 当我吞咽时,食物会黏在我的喉部	0分	1分	2分	3分	4分
9. 当我进食时,我会咳嗽	0分	1分	2分	3分	4分
10. 吞咽会让我感到压力	0分	1分	2分	3分	4分

　　注：请根据您的吞咽功能表现选择对应的分数，0分代表没有问题，4分代表问题严重。

反复唾液吞咽试验　主动反复吞咽唾液共计 30 秒，反复吞咽次数低于 3 次为异常。

饮水试验　观察饮水 30mL 的状态，如 5 秒内一次性喝完，无声音改变及呛咳，则为正常，反之为异常。为减少呛咳风险，可先少量饮水，无异常的情况下增加每次的饮水量，进行梯度逐渐增加的饮水试验。

（王宇虹）

22. 引发老年人**慢性疼痛**的常见原因有哪些

老年人疼痛非常常见，而且无论是何种部位的疼痛均易于发生慢性化。为什么老年人更容易出现慢性疼痛？这些疼痛都是什么情况或者疾病导致的？

专家说

引起慢性疼痛的病因很多，其中比较常见的有以下几种。

创伤、损伤和骨骼肌肉慢性病　外伤、手术、骨折、软组织损伤等可导致慢性疼痛。骨关节疾病、骨质疏松症、肌肉损伤、肌无力等也常引起骨骼关节软

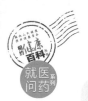

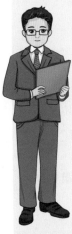

慢性疼痛 癌痛

组织的慢性疼痛。衰老导致关节、肌肉和神经系统退行性改变，表现为一系列老年性慢性疼痛。

神经系统疾病和头痛 很多中枢和外周神经系统疾病，如坐骨神经痛、帕金森病、多发性硬化症，可引起慢性神经痛。糖尿病性神经病变、带状疱疹后遗神经痛等神经系统问题也可导致慢性神经痛。偏头痛、丛集性头痛等可呈现慢性头痛表现。

慢性炎症性疾病和自身免疫性疾病 很多慢性炎症性疾病以及自身免疫性疾病，包括风湿性关节炎、类风湿关节炎、红斑狼疮等，可导致关节和肌肉的慢性疼痛。

其他慢性病 慢性腹痛可能与内脏器官的疾病，如慢性胃炎、肠易激综合征相关。此外，部分慢性代谢性疾病，如糖尿病、甲状腺疾病，也可能导致神经损伤和慢性疼痛。

癌痛 某些癌症及其治疗可能导致慢性疼痛，如肿瘤压迫神经导致的疼痛、放疗后疼痛等。

精神疾病 慢性精神疾病，如抑郁症、焦虑症，可能与慢性疼痛有关。

（王宇虹）

23. **慢性疼痛**的老年人 应该如何就诊

在 65 岁以上的退行性疾病（如类风湿关节炎）或其他慢性疾病（如偏头痛或神经病理性疼痛）患者中，每 3 例中就有 1 例存在慢性疼痛。慢性疼痛需要科学管理，如果急性疼痛期随意服用镇痛药，很容易发生耐药而导致疼痛慢性化。老年人常出现多种慢性病，多病共存和多重用药导致镇痛药与其他药物产生复杂的相互作用，加重了慢性疼痛科学管理的难度，导致老年人的慢性疼痛很难根除。那么，慢性疼痛的老年人究竟应该如何就诊呢？

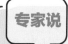

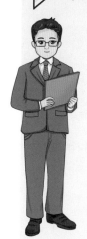

很多老年人会出现不同部位的疼痛。疼痛虽然不是一种独立的疾病，但却是神经系统给身体发出的一种信号，提示身体可能存在异常。早期未被重视的疼痛、创伤，如果救治不及时或不科学，可能愈演愈烈，成为严重的疼痛反应综合征，影响老年人的睡眠、进食、精神状况、整体生活质量甚至独立性，直至多种疾病进展，免疫功能下降。接收到身体"主动"发出的疼痛"求救"信号，老年人可采取以下步骤就诊。

及时就诊

老年人应该及时就诊，请医生初步评估疼痛的状况。

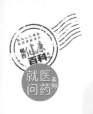

　　详细描述疼痛　在就诊时，老年人应尽可能详细地描述自己的疼痛特点，包括疼痛的位置、强度、持续时间以及可能的诱因和缓解因素，这有助于医生更好地了解病情。

　　完善慢性病史　需要建立详细的病史信息档案，包括过去的健康状况、曾经的手术史、慢性病史、用药史等。

　　全面的身体检查　进行全面的身体检查，包括检查疼痛部位、关节、神经系统、免疫功能、是否患有肿瘤、肿瘤是否转移等，用来排除其他潜在的病因，明确进一步的检查方向。

　　实验室和影像学检查　在初步评估的基础上进行针对性的实验室检查，常见的检查包括血常规、生化检查、凝血功能检查等。对疼痛的相关部位进行影像学检查。

疼痛科诊疗及相关学科会诊

　　面对严重而持续的疼痛，需要转诊至疼痛专科，也可以请神经科医生和风湿科医生进行专业会诊。

个体化综合治疗

　　针对老年人的慢性疼痛，结合老年综合评估，制订个体化治疗计划，包括药物治疗、物理疗法、康复训练、心理治疗等多方面的综合措施。这需要医生和患者共同制订，考虑患者的整体状况和可能的并发症。

定期密切随访

　　在慢性疼痛的治疗过程中，由于镇痛药的依赖性、耐受性和与其他药物的相互作用，老年人需要定期进行密切随访、报告疼痛的变化和药物的使用情况，医生会结合老年人的健康状况以及健康诉求及时调整治疗方案。

（王宇虹）

第三章

老年神经精神疾病

一

老年神经精神症状

1. 老年人喝水、吃饭时咳嗽或**呛咳**是怎么回事

关键词 呛咳 吞咽障碍

在日常生活中，我们经常遇到老年人在喝水或吃饭时出现呛咳，他们有时咽口水也会被呛到，重者甚至会突发窒息危及生命。那么导致老年人喝水、吃饭时咳嗽或呛咳的原因是什么呢？

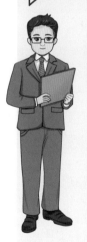

　　老年人喝水、吃饭时咳嗽或呛咳往往是由于吞咽障碍导致。吞咽障碍影响老年人进食，进而出现营养状况变差，身体功能受到影响，生活质量随之降低。吞咽障碍可导致吸入性肺炎，增加老年人用药，加重脏器负担，增加死亡风险。引起咳嗽或呛咳的原因大致可分为两个。

　　生理性因素　随着年龄增长，老年人吞咽肌退化，肌力减弱或肌肉运动协调性变差。

　　病理性因素　所有引起口咽部肌肉或支配神经或神经肌肉接头等通路上病变的因素均可导致吞咽障碍。常见的有神经系统疾病（如急慢性脑血管病）、神经退行性变（如运动神经元病、阿尔茨海默病、帕金森病）、重症肌无力和肌无力综合征、局部病变（如口咽急慢性炎症或肿瘤）、心理疾病等。吞咽障碍在脑血管病和痴呆等神经系统疾病中发病率最高。

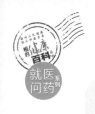

当老年人经常呛咳时，建议采用洼田饮水试验来评定是否存在吞咽障碍：端坐位，饮下 30mL 温水，观察饮水所需时间和呛咳情况。

1 级（优）：能顺利地 1 次将水饮下。

2 级（良）：分两次以上饮下，但不呛咳。

3 级（中）：能 1 次饮下，但有呛咳。

4 级（可）：分两次以上饮下，但有呛咳。

5 级（差）：频繁呛咳，无法全部饮下。

评定标准：正常，1 级，5 秒之内；可疑，1 级，5 秒以上或 2 级；异常，3~5 级。

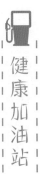

健康加油站

对于吞咽困难导致的老年人呛咳，建议积极预防，如果出现呛咳则以康复锻炼为主。

保持好的饮食习惯和饮食方式　以细嚼慢咽为好，减缓吃饭的速度，集中精力，吞咽时不说话、不做其他事情。选择软食、糊状或剁碎的食物，适时应用增稠剂，不吃辛辣刺激性食物。进食体位以 45°~90° 为佳，避免平卧位进食，进食完毕 30 分钟后再取平卧位。

针对相应喉部肌肉进行康复训练　如鼓腮吹气锻炼颊肌和喉内肌等。

若在进食和饮水过程中出现窒息，应立即停止喂食，采用海姆立克急救法进行急救 抢救者在患者背后，双臂环抱患者，一手握拳，以拇指掌指关节突出点顶住患者腹部正中线脐上部位，另一只手的手掌压在拳头上，连续快速向内、向上推压冲击，重复操作，直到异物排出。若身边无人，患者也可以用相同手法自救。

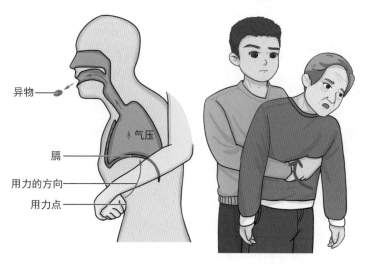

异物
气压
膈
用力的方向
用力点

（江文静）

2. 会打麻将，不会算账，是怎么回事

人们发现，常年打麻将的老年人身上存在一种现象：即使有好忘事、买菜算不清账等认知功能下降的表现，但却能在打麻将时非常熟

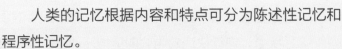

练地出牌。这种奇怪的现象究竟是什么原因导致的？

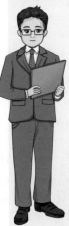

专家说

人类的记忆根据内容和特点可分为陈述性记忆和程序性记忆。

陈述性记忆 是指对事实性资料的记忆，如对人名、地名、定理、定律等的记忆都属于陈述性记忆。陈述性记忆具有明显的可以用语言传授的特征。在需要时可将记得的事实陈述出来，说明什么是什么，什么不是什么。

程序性记忆 是一种惯性记忆，属于非陈述性记忆，又被称为技能记忆，是指如何做事情的记忆或如何掌握技能的记忆，包括对知觉技能、认知技能和运动技能的记忆。这类记忆是关于如何做某事或关于刺激和反应之间联系的知识。该记忆不依赖于意识或认知，需要通过多次重复测试才能逐渐获得，主要包括感知觉和运动技巧、程序和规则的学习，也就是我们所说的"肌肉记忆"，包括骑车、打字、使用乐器或游泳等。

患有阿尔茨海默病性痴呆的老年人往往以陈述性记忆损伤为主，对于算账等需要陈述性记忆参与和表达的知识产生遗忘，而像打麻将这种有固定执行程序的记忆，通常能够长时间保留。因此，我们常发现痴呆患者找不到回家的路，但仍然可以开车；音乐家不认识乐谱，但仍然可以演奏；常年打麻将的老年人买菜不会算账了，但仍然可以照常出牌……

关键词 认知功能障碍　陈述性记忆　程序性记忆

如何预防阿尔茨海默病性痴呆

阿尔茨海默病是一种起病隐匿、进行性发展的神经系统退行性疾病。目前对于该病的治疗效果并不理想，已知可以延缓疾病发生和进展的措施如下。

1. 锻炼身体，经常参加有氧运动，提高身体的抵抗力。

2. 养成良好的生活习惯，戒烟戒酒，早睡早起，作息规律，保持心身愉悦。

3. 日常饮食注意合理搭配，适当增加新鲜蔬菜、水果的摄入，保证维生素、蛋白质的摄入，适当减少油、盐、糖的摄入。

4. 多参与智力游戏、多学习新技能、多认识新事物，如读书看报，练习书法、画画、下棋。

5. 多参加集体活动和社交活动，多与他人保持沟通和联系，做到老有所为、老有所乐。

（江文静）

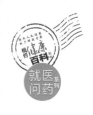

3. 生理性健忘与轻度认知功能障碍有什么区别

关键词

记忆 生理性健忘 认知功能障碍

随着生活水平的提高，人们越来越长寿，老年人可能发现自己的记忆力不如年轻时好，有时会忘记一些小事，这是一种正常的衰老现象。但有些记忆问题可能是轻度认知功能障碍，而不仅是生理性健忘。那么，应该如何区分生理性健忘和轻度认知功能障碍呢？

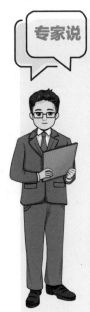

专家说

记忆是指信息在脑内储存和提取的过程。随着衰老，记忆力会逐步衰退，从记忆衰退曲线来看，50 岁以后开始下降，但变化并不大，70 岁以后会有所加快。如果出现忘事，应该及时准确区分是生理性健忘还是轻度认知功能障碍，并积极采取措施。

生理性健忘 随着年龄的增长，人通常会出现轻微的遗忘现象，这是一种正常现象。主要由于老年人注意力分散、不能调整记忆策略以及记忆提取异常所致，表现为记忆的暂时性遗忘，如一时间想不起来某人的名字或物品的放置位置，但通过适当提示可以很快再次回忆起来。生理性健忘的特点是程度轻、发展慢，对时间、地点、人物关系和周围环境等的认知能力正常，不会对日常生活造成影响，到医院进行认知检查结果通常是正常的。

轻度认知功能障碍　是指记忆力或其他认知功能进行性减退，存在一个或多个认知功能损害的客观证据，到医院进行认知检查结果异常，可以看到记忆、计算和判断力等一个或多个方面的损害。出现轻度认知功能障碍的老年人可以保持独立的日常生活能力，复杂的工具使用能力可能受到轻微损害，但尚未达到痴呆的诊断标准。与生理性健忘不同，轻度认知功能障碍的症状更为显著，甚至有可能发展为更严重的认知功能障碍，也就是大家熟知的痴呆。

二者的区分与鉴别　区分生理性健忘和轻度认知功能障碍的关键在于症状的严重程度和对生活的影响。生理性健忘是正常的衰退、轻微的遗忘，通常不妨碍正常生活；轻度认知功能障碍则表现为较为明显的认知功能下降，专业医生的评估和诊断是明确个体状态的有效途径。

需要注意的是，记忆力下降或认知功能障碍可能由很多病理性因素导致，如神经系统变性（如阿尔茨海默病、脑血管病变、脑炎）、颅内占位性病变、代谢或内分泌因素（如维生素 B_1 缺乏、甲状腺功能减退），出现症状后建议老年人及时到医院就诊。

（江文静）

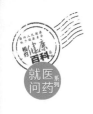

4. 老年人为什么会经常出现
眩晕、视物旋转等症状

老年人经常会出现眩晕、视物旋转等症状，比较典型的是出现天旋地转的感觉，有时也表现为摇晃、倾斜、上下起伏、上下跳动或滑动感。那么，这些症状与哪些因素有关呢？

专家说

眩晕是机体对空间定位障碍而产生的一种运动性或位置性错觉，是指在没有自身运动时自身运动感觉或在正常头部运动时扭曲的自身运动感觉。人体平衡的维持主要依靠前庭系统、视觉系统和本体感觉系统，其中前庭系统对于维持平衡、感知机体与周围环境之间的关系最为重要。老年人出现眩晕症状时一定要及时就诊，引起眩晕的原因以病理性为多，主要包括以下 5 个方面。

前庭外周性疾病　主要为前庭周围器官和第Ⅷ对脑神经病变引起。常急性起病，持续时间短，伴有明显的耳鸣、耳聋以及恶心、呕吐、出汗等自主神经症状，不伴有其他中枢神经系统症状和体征。包括良性位置性眩晕、前庭神经炎和梅尼埃病等。

中枢性疾病　累及中枢的疾病包括血管性疾病（如脑干缺血、后循环短暂性脑缺血发作、小脑梗死和小脑出血）、感染性疾病（如小脑脑炎和脑干脑炎）、脱髓鞘疾病（如多发性硬化），以及其他疾病（如脑部肿瘤）。

全身性疾病 如心血管疾病（如直立性低血压、心律失常、心力衰竭）、代谢性疾病（如低血糖、甲状腺功能亢进或减退）、水和电解质紊乱、血液病（如贫血）、自身免疫性疾病（如系统性红斑狼疮）或眼部疾病（如眼外肌麻痹、屈光不正和先天性视力障碍）。

精神疾病 焦虑和抑郁等可能导致眩晕感，如惊恐发作和广泛性焦虑障碍。

药物因素 某些具有前庭或小脑毒性的药物，如氨基糖苷类药物和抗癫痫药，服用后可引发眩晕。

健康加油站

良性位置性眩晕

良性位置性眩晕，又称耳石症，是最常见的眩晕性疾病，在所有眩晕性疾病中发病率最高，是由于某些原因导致椭圆囊和球囊内正常附着的耳石脱落，并随淋巴液流动进入半规管内，在体位变化时耳石活动会引起过度刺激，从而引起眩晕、恶心等症状。

良性位置性眩晕以短暂的天旋地转的感觉为主要临床表现，并伴随恶心、呕吐等自主神经症状。发作有以下两个特点：①短，即发作时间短，一般持续数

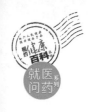

秒，不到 1 分钟；②动，即每次发作和头位变化有关，常见于起床或躺下、床上翻身时。耳石手法复位是治疗良性位置性眩晕的有效手段。

（江文静）

脑卒中

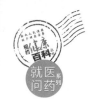

5. 为什么老年**偏瘫**患者肢体有的"软"有的"硬"

关键词

偏瘫
弛缓性瘫痪
痉挛性瘫痪

偏瘫是脑损伤的一种常见症状，中医称为"半身不遂"，偏是指身体一侧，或左侧或右侧，瘫即瘫痪。生活中我们常发现偏瘫患者肢体有的"软"有的"硬"，这是为什么呢？

专家说

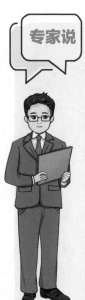

偏瘫是指一侧肢体和身体不听使唤，不能活动，或活动力弱（如持握不紧）。脑血管疾病和脑外伤是引起偏瘫的主要原因，其中脑血管疾病更为常见，包括脑血栓和脑出血等。脑肿瘤、脑部炎症及其他脑部疾病也可能引起偏瘫。偏瘫在医学上有弛缓性瘫痪和痉挛性瘫痪之分。

弛缓性瘫痪 即大家常说的"软瘫"，顾名思义瘫痪的肢体是软的，多为下运动神经元损害或上运动神经元损害的早期，所支配的肌肉力量减弱，肌肉松弛，同时腱反射减弱，肌肉萎缩。

痉挛性瘫痪 即大家常说的"硬瘫"，指瘫痪的肢体是硬的，一般是上运动神经元瘫痪所致，肌张力过高，腱反射亢进，浅反射减弱或者消失，病理征阳性，后期有可能出现肌肉失用性萎缩。

对于上运动神经元损伤所致的偏瘫，肢体表现出的"软"或"硬"与患者所处的不同疾病时期有关。脑损伤早期（发病后 1~2 周），瘫痪的上下肢往往不能活动，其他人帮助活动时会感到患者的肢体很"软"，这一时期即处于医学上所谓的"软瘫期"，又称为迟缓期。随着时间的推移，瘫痪的肢体肌张力开始恢复，逐渐变硬，不管肌肉力量是否恢复，肌张力越来越高，肢体越来越僵硬，甚至扳不动，称为"硬瘫期"。

另外，脑损伤后偏瘫肢体的"软""硬"也因人而异，影响因素较多，与患者的年龄、损伤部位、损伤程度、治疗和康复介入时间等都有关系。

（江文静）

6. 为什么一侧大脑病变会出现对侧肢体**偏瘫**

随着年龄的增长，老年人罹患脑血管病的概率会增加，并出现一些神经功能缺损症状，如言语不利、口角歪斜、偏瘫，其中偏瘫是临床比较常见的。为什么明明是一侧大脑病变，却出现对侧肢体偏瘫呢？

关键词

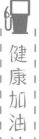

偏瘫 对侧肢体偏瘫

专家说

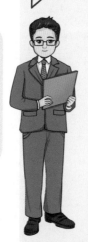

　　一侧大脑病变导致对侧肢体偏瘫的原因主要是人的大脑左右两侧，分别控制着身体的对侧。简单来说，左脑控制着右侧身体，而右脑控制着左侧身体。所以，当左脑发生病变时，就可能导致右侧身体的运动和感觉功能受到影响，从而出现右侧肢体偏瘫的情况；反之亦然

　　当一侧大脑神经元受到了损伤或发生病变，或是一侧大脑病变影响到了连接大脑和身体之间的神经传导通路，那么大脑发出的信息将无法正常传递到对侧身体，对侧身体无法接收到来自大脑的指令，或者大脑无法接收到来自对侧身体的反馈。这样，对侧身体无法得到大脑的正确指挥，就会出现偏瘫症状。

健康加油站

如何做好脑卒中后偏瘫肢体的康复

　　早期康复治疗　脑卒中后早期开始康复治疗，有助于改善肢体功能，预防并发症。老年人可以在医生的指导下根据病情选择合适的康复方案。

　　运动康复　是偏瘫康复的关键，包括被动运动和主动运动。被动运动主要依靠他人帮助，主动运动则需要患者自己的努力。运动康复过程中要注意避免过度用力或过度活动，防止二次伤害。

　　作业康复　是通过一些日常生活中的活动来训练患者的肢体功能。例如让患者自己穿衣、洗漱、进食

等，可以提高其日常生活能力。

心理康复　脑卒中后患者容易出现焦虑、抑郁等情绪问题。因此，心理康复很有必要。心理康复包括心理咨询、心理疏导、认知行为疗法等。

定期随访和评估　可以了解患者的康复情况，及时发现并解决可能出现的问题。建议老年人在医生的指导下定期进行随访和评估。

（江文静）

7. 老年人应该如何预防

脑卒中

随着生活水平的提高以及医疗技术的发展，人均寿命不断增长，罹患老年病、慢性病的人逐渐增多。调查显示，脑卒中已成为我国老年致死致残的首要原因。那么老年人应该如何预防脑卒中呢？

应根据不同人群，采用不同的分级预防策略。

未发生过脑血管病的人群　实施一级预防，是指预防发病，治病于未病。即通过早期改变不健康的生

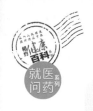

活方式，积极主动地筛查及控制各种危险因素，从而达到使脑血管病不发生或者推迟发生的目的。经研究证明，戒烟限酒、限制过多盐分摄入、控制体重、多进食新鲜果蔬、有规律地适度运动可显著降低罹患脑血管病的概率。此外，还需要积极治疗引起脑血管病的疾病，如高血压、糖尿病和高脂血症等。老年人应根据不同危险分层，将血压、血糖和血脂控制至相应水平，以最大程度地减少脑卒中的发生。

发生过脑血管病的人群 实施二级预防，通过寻找脑卒中事件发生的原因，对所有可干预的危险因素进行治疗，从而达到降低脑卒中复发的目的。针对此类人群，除了做到一级预防实施的内容外，还要在专业医生的指导下应用抗血小板聚集药及降脂药等，并根据不同危险分层，将血压、血糖和血脂控制至相应水平。此类人群需要完善必要的检查，寻找有可能引发急性脑卒中的原因，针对不同病因进行对因处理，如脑血管明显狭窄的患者建议行介入或手术治疗。

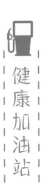

健康加油站

如何识别脑卒中

国际上有一套公众早期自我识别脑卒中症状的简单方法，包括五个方面：一是口角歪斜，二是眼睛看不清，三是说话不清楚，四是身体难平衡，五是上肢抬不起来。出现上述症状，可能提示出现脑卒中，应立刻拨打 120 急救电话寻求医疗救助。

（江文静）

帕金森病

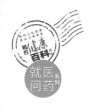

8. 老年人**震颤**就一定是**帕金森病**吗

帕金森病　生理性震颤　病理性震颤

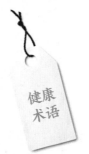

健康术语

姿势性震颤　是指身体在维持某一姿势时出现的震颤，如维持双臂向前平举这一动作时手部出现震颤。

静止性震颤　是指静止放松状态下出现的手或脚的震颤。

动作性震颤　是做动作过程中出现的震颤，如去拿某一物品时，手接近目标物品时出现震颤。

很多老年人常感慨，随着年龄增长，自己的手脚慢慢变得不再灵活，穿针时抖抖索索、拿东西时摇摇晃晃、写字时不再流畅……这种"手抖"在医学上称为"震颤"，可能是生理功能减退的正常表现，也可能是某种疾病的临床表现，但不一定是帕金森病。

震颤可分为生理性和病理性，不同的临床表现可能预示着不同的疾病。

生理性震颤

生理性震颤通常表现为姿势性震颤，常出现在寒冷、精神紧张、惊恐、疲劳、情绪激动等情况下，在持重物时震颤频率可降低，在去除诱发因素休息后可缓解，不需要特殊治疗。

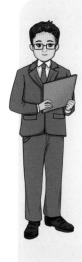

病理性震颤

病理性震颤是由于某种疾病而出现的抖动，老年人常见的可引发震颤的疾病如下。

特发性震颤　没有明确病因，通常有家族史，所以也称为家族性震颤，常表现为姿势性震颤和动作性震颤。手部震颤最为明显，还可能影响头、腿、躯干、发声的肌肉和面部肌肉。年龄大于 65 岁的特发性震颤患者有可能转化为帕金森病。

帕金森病　是一种神经退行性疾病，典型表现是静止性震颤，震颤通常从一侧开始，逐渐扩散到另一侧。患者除了抖，还会出现动作迟缓、肢体僵直、姿势平衡障碍等运动症状。还可能伴有便秘、嗅觉减退、睡眠障碍和认知障碍等非运动症状。帕金森病患者不会仅表现为抖动，震颤也不一定是帕金森病。

甲状腺功能亢进　谈到"甲亢"大多数人会想到"大脖子""眼突"，其实震颤也是甲状腺功能亢进的常见表现，主要是由于甲状腺激素分泌过多、肌肉神经兴奋引起的。甲状腺功能亢进的"抖"快速而均一，常见于手部，还可伴有眼睑和舌头的细微颤动，需要进行甲状腺功能检测等进一步明确诊断。

此外，常见的引起震颤的原因还有某些药物的使用、各种原因所致的神经肌肉病变等。老年人出现震颤不能大意，轻微的震颤也不必过于担心，当情况较为频繁或严重时，应及时就医。

（邓天晴　吕　洋）

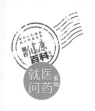

9. 老年**帕金森病**患者
日常防护及**药物治疗**
应注意哪些问题

　　帕金森病是老年人常见的神经系统退行性疾病，目前我国帕金森病患者超过 300 万，其中 65 岁以上老年人发病率达到了 1.7%。帕金森病主要表现为震颤、动作迟缓、肢体僵硬等运动症状以及睡眠障碍等非运动症状，给患者的生活带来了很多不便和潜在风险，老年帕金森病患者在日常防护及药物治疗方面应注意哪些问题呢？

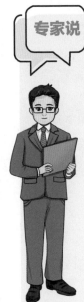

专家说

　　帕金森病患者出现跌倒、误吸、吞咽障碍等的风险较高，这些情况可能进一步导致骨折、出血、吸入性肺炎和窒息等。药物是目前控制帕金森病症状的主要治疗方式。这样看来，对帕金森病患者来说，日常防护以及药物治疗就显得尤为重要。

　　防跌倒受伤　当老年帕金森病患者的平衡和协调能力受到影响时，跌倒和受伤的风险将大大增加。因此，应保持居住环境安全，如移除杂物、保持地面平整；生活用品尽量放置在方便取用的地方；使用尿壶、坐便椅等卫生设施，减少如厕风险。患者可以考虑使用辅助设备，如手杖或行走辅助器具。

防误吸 误吸是指不能正常吞咽，食物和水不能顺利通过口腔和咽喉进入食管而误入气管。帕金森病患者的误吸与咽喉部肌肉僵硬引起的吞咽障碍密切相关。所以帕金森病患者在进食时应专心致志，避免边说话边进食，尽量保持坐位，吞咽困难明显者可以选择易于消化和吞咽的流质或半流质饮食。

药物治疗 患者需要遵循医生的建议，按时、按量服用药物，不随意更改剂量或停药，并与医生保持沟通，定期进行药物调整和复查以保证治疗效果。同时应了解药物的注意事项和不良反应，如左旋多巴可能引起身体异常不随意运动，按量服药、不突然停药是最好的避免这一不良反应的方法。若在服药过程中出现不适，应及时就诊。

健康加油站

服用左旋多巴类制剂的注意事项

左旋多巴类制剂是抗帕金森病药物中非常常见的一种，包括多巴丝肼、卡左双多巴等，这类药物在肠道的吸收受到高蛋白食物的阻碍。因此建议在餐前 1 小时或餐后 1.5~2 小时服药，同时可以将肉类、奶制品等高蛋白食物的摄入时间与服药时间隔开，减少对药物吸收的影响。

（邓天晴　吕　洋）

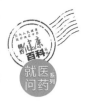

10. 帕金森病和帕金森综合征是一回事吗

帕金森病是一种慢性进行性神经系统退行性疾病，是由于中脑多巴胺神经元退化和多巴胺水平下降引起，主要症状包括静止性震颤、肌肉僵硬、运动缓慢和平衡障碍等。帕金森综合征是与帕金森病相似的一组症状的综合，可以由多种疾病引起，和帕金森病是不同的概念。

专家说

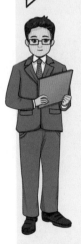

帕金森病和帕金森综合征在病因、表现、治疗方法等方面都有所不同。

病因不同　帕金森病的确切病因尚不清楚，目前认为是遗传因素、环境因素、神经元退行性变等多种因素相互作用导致中脑黑质中的细胞发生变性，引起多巴胺分泌不足的结果。表现为帕金森综合征的疾病多种多样，部分疾病病因相对明确，包括药物反应（如抗精神病药）、神经系统疾病（如多发性系统萎缩）、脑血管病变、脑外伤等。当这些情况影响到多巴胺的正常产生或传输时，就会出现类似帕金森病的症状。

表现不同　帕金森综合征患者除了会表现出帕金森病典型的运动迟缓等运动症状和便秘等非运动症状外，往往还会伴有原发疾病所导致的不同症状，如癫痫、偏瘫、头痛、严重的平衡障碍、眼球运动障碍、言语不清等。

治疗方法不同 帕金森病的治疗主要通过多巴胺类药物来补充自身多巴胺分泌的不足，并全程辅以照料护理、运动康复和心理干预。在某些情况下，也可能考虑手术干预（如深部脑刺激、植入脑起搏器）。帕金森综合征的治疗取决于其潜在病因，治疗的目标是控制症状和处理潜在的病因，可能包括停用引起症状的药物、治疗神经系统疾病或其他对症治疗措施。

（邓天晴 吕 洋）

四

痴呆

11. 健忘就是痴呆吗

很多人有这样的苦恼："钥匙放什么地方了？门锁了吗？我想要干什么来着？怎么突然想不起来他的名字了？"尤其在老年人身上，这种情况经常发生，继而怀疑自己是不是得了痴呆，给自己和家人增加了很大的心理负担。遇到这种情况，我们应该理性对待，学会正确区分痴呆和健忘。

关键词

专家说

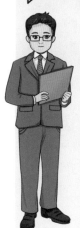

痴呆最常见的原因是阿尔茨海默病，一般具有ABC症状。

A（英文简写 ADL） 表现为完成日常生活和工作越来越困难，吃饭、穿衣、上厕所需要他人的帮助，无法处理简单的财务问题，日常生活需要他人照顾，甚至生活完全不能自理。

B（behavior） 精神行为异常，包括抑郁、焦虑、幻觉、妄想等心理症状，踱步、攻击行为、行为举止不得体等行为症状。多数痴呆患者在疾病发展过程中会出现精神行为异常，发生率为 70%~90%，影响患者与照料者的生活质量。

C（cognition） 认知功能障碍，典型的首发征象为记忆障碍，早期以近事记忆受损为主，远事记忆受损相对较轻，表现为对刚发生的事、刚说过的话不能记忆，忘记熟悉的人的名字，

痴呆　生理性健忘

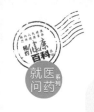

而对年代久远的事情记忆相对清楚。症状早期常被忽略，被认为是老年人爱忘事，但逐渐会影响患者的日常生活。同时语言功能逐渐受损，出现找词、找名字困难的现象，可出现计算困难、时间地点定向障碍、执行功能下降等。

生理性健忘是与年龄相关的良性记忆力减退，也称增龄性遗忘，不会影响老年人的日常生活。生理性健忘的老年人拥有满足个人需要的工作能力、社交能力、自我生活能力和学习新技能的能力。痴呆患者在日常生活中缺乏照顾自己的能力，社交中容易出现不符合社交情景的言论或举止等。

阿尔茨海默病与生理性健忘的区别

对比项	阿尔茨海默病	生理性健忘
是否为病理状态	是	否，属于年龄相关的记忆下降
对记忆的影响	记不起发生过的事，即使经反复提醒也无法回忆	只遗忘事情的某一部分，一般经人提醒就会想起
其他认知能力情况	丧失识别周围环境的能力，不知身在何处	时间、地点、人物关系的认知能力丝毫未减
社交情况	偶尔不愿参加朋友聚会	失去参与社交活动的热情，会表现出不适宜的社交行为，丧失过往的兴趣与爱好
自理能力	逐渐丧失生活自理能力	日常生活可以自理

要强调的是，对老年人记忆下降不能大意，尤其是老年人出现记忆迅速减退，就可能是痴呆的表现，在出现以下十大危险征兆时，要及时带老年人前往记忆门诊咨询医生并进行进一步检查。

1. 记忆力日渐衰退，影响日常生活。

2. 处理熟悉的事情出现困难。

3. 语言表达出现困难。

4. 对时间、地点及人物日渐混淆。

5. 判断力日渐减弱。

6. 理解力或合理安排事务的能力下降。

7. 常把东西乱放在不适当的地方。

8. 情绪表现不稳定及行为较前显得异常。

9. 性格出现转变。

10. 失去做事的主动性。

（吴佳妮　吕　洋）

12. 老年人为什么会出现

"怪"脾气

随着年龄的增长，老年人会突然变得脾气暴躁或是脾气古怪，一点儿小事就会气得不行，甚至赌气不吃饭或一个人离家出走，使得子

女和照料者头痛不已。然而大部分人却意识不到，这其实是疾病的
征兆。

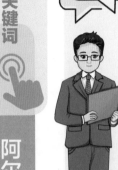

专家说

　　老年人出现"怪"脾气的重要原因之一是患了阿
尔茨海默病（AD）。除了认知功能衰退外，90% 的阿
尔茨海默病患者会出现一系列精神行为症状。根据神
经精神病学量表的评估标准，阿尔茨海默病患者会出
现 12 种精神行为症状。

　　妄想　患者会出现一些不真实的信念，常见表现
包括：认为有人要伤害自己或偷自己的东西；认为自
己将被家人抛弃；否认家庭成员是自己的家人或者否
认目前居住的房子是自己的家等。

　　幻觉　患者常表达感受到一些错误的视觉或声音，
如常说有人在议论自己、看见一些别人看不见的人、
闻到了特殊的气味、感觉有东西在自己身体上爬行等
不寻常的感觉体验。

　　激越　患者常有因为一些小事就生气、谩骂甚至企图伤害他
人的行为。

　　抑郁　患者常有独自流泪、哭泣等悲伤表现，具体可表现为
自我贬低，认为自己是一个失败者、自己应该受到惩罚，甚至认
为自己是家庭的负担，表示希望死去或谈到自杀。

　　焦虑　患者常在日常生活中感到紧张、担心或者害怕。如与
家人或照料者分开时变得紧张不安，对一些计划中的事情感到担

心，出现没有原因的发抖、过度喘气或叹气等。

欣快 患者没有缘由地感到快乐，常表现为有孩童样的幽默感，经常玩儿童式的恶作剧或不合时宜的大笑。

淡漠 患者可表现为对周围的事物缺乏兴趣或活力，对周围的事情漠不关心，对自己既往喜欢的事情缺乏热情。

脱抑制 患者常不假思索地冲动行事，如说一些伤害他人感情的话、当众说较为隐私的事情，甚至说一些粗俗的言语。

易激惹 患者常表现为没有理由的发脾气、不耐烦，或者快速的情绪改变。

异常行为 患者反复做一件事，如没有明确目的在房子里不停踱步；打开抽屉乱翻东西；反复系扣子、捡东西；反复穿脱衣服等。

夜间行为异常 患者的睡眠习惯有明显改变，如早醒、入睡困难、晚上多次起床，甚至半夜走动或从事其他不适宜的活动，如在晚上起床叫醒家人等。

食欲及饮食习惯改变 患者的食欲明显改变，体重、进食习惯或喜欢的食物种类改变。

老年人的脾气不会无缘无故变差，因此，若家里有老人出现以上异常的精神行为症状，应该尽早前往老年记忆门诊进行认知功能评估及相关的诊断性辅助检查，可有助于阿尔茨海默病的早期诊断和及时干预。早期干预、早期治疗，可以延缓疾病的进展，极大地减轻照护者的负担。

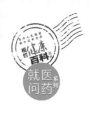

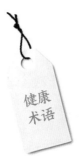

健康
术语

认知功能评估 通过评估认知功能损害的特征和严重程度，能较全面地了解患者的认知状态和认知特征，对认知障碍和痴呆的诊断及病因分析具有重要作用。

（吴佳妮 吕 洋）

13. 如何为居家**痴呆**老年人创建**安全**的生活环境

目前我国患有痴呆的患者数量约占全球的 1/4，痴呆的患病率随着年龄的增长而递增，越来越多的家庭面临照料痴呆老年人的现况。如何为居家照料的痴呆老年人提供高质量的照护，从而维护和提高他们的生活质量与健康状况是每一位照护者最关心的问题。

专家说

对于痴呆老年人，一定要谨记在保证安全有效照护的基础上，不能过度照护，否则会让老年人的残存功能丧失速度加快。

生活照料 在进食方面，尽量准备无骨、无刺的食物，保证老年人均衡地摄入各类营养，多吃五谷杂

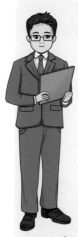

粮和新鲜时令蔬果。鼓励老年人自主进食，维持老年人的基本生活功能。当老年人拒食时，不要一味地催促，或是强制喂食，要分析出现拒食的原因，找到应对措施。在洗漱方面，应当在尊重老年人的前提下督促、协助其保持个人卫生，如早晚刷牙、清洗义齿等，切记不能将老年人独自留在浴室。在着装方面，尽量维持老年人自己穿衣的基本生活能力，可以将衣服摆放在老年人方便拿取的地方。

安全管理 居家环境要舒适、安全、光线充足，房间少门槛、多扶手，地面防滑、防跌倒。要管理好危险物品，避免摆放过多杂物，预防意外伤害；及时清理冰箱里变质或过期的食物，防止误食。安装不易开启的密码锁，防止老年人走失；要少搬家、少装修，保持环境的稳定性。

沟通方式 照料者需要知晓痴呆的相关知识，和老年人交流时语气平和、耐心倾听，了解老年人的生活习惯、兴趣爱好。沟通时注意尽量用简单易懂的语言，每句话只表达一个意思。用完整的人名、地名或物体名替代惯用的"这个""那个"进行沟通。多使用目光接触和肢体接触，如用"轻拍背部""轻拉着手"等动作进行非语言交流，让老年人感受到温暖和贴心。

行为问题应对 在老年人出现找东西、藏东西、重复动作等行为问题时，首先要理解这是疾病的一部分表现，在安全的情况下不要阻止，以免激怒老年人，可以适当转移他的注意力来缓解当下的情况。在老年人出现躁动、攻击行为时，要及时与医生沟通，排查原因。对于行为问题的预防，要注意给予老年人熟悉的

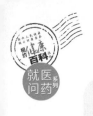

生活环境、规律的作息习惯、合适的生活节奏，不伤害老年人的自尊心，以及有效识别诱发因素。

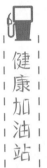

益智手指操可防治阿尔茨海默病

人活动手指可以给脑细胞以直接的刺激，对延缓脑细胞的衰老有很大的益处。因此，老年人可以通过打算盘、在手中转动健身球、练习双手空抓、练习书法、弹奏乐器等方式来运动手指，从而预防阿尔茨海默病的发生或延缓阿尔茨海默病的进展。

动作1：握紧拳头，然后把手指一个接一个地伸开，使手指变为扇形。

动作2：用一只手用力拉另一只手的手指，两手相互交替地拉。

动作3：双手示指、中指、环指、小指依次敲击该手的拇指。

（吴佳妮　吕　洋）

五

焦虑、抑郁

14. 老年人存在**焦虑**、**抑郁**情绪正常吗

关键词

焦虑 抑郁

焦虑和抑郁其实是两种真实存在且非常常见的情绪反应，这是两种人人都可能经历的情绪，尤其是正在经历社会功能逐渐衰退的老年群体。给他们贴上"病"的标签其实是没有必要的。为什么老年人会出现焦虑、抑郁情绪呢？

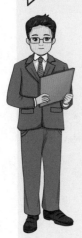

专家说

引起老年人焦虑、抑郁情绪的原因大致可分为以下几个。

社会环境因素 随着年龄的增长，老年人的社会功能逐渐衰退，如果长期处于不适宜的环境中，可能导致心理压力过大，从而出现焦虑、抑郁的情况。

生理因素 随着年龄的增长，老年人的激素水平不断变化，可能导致大脑神经递质分泌减少，从而出现焦虑、抑郁的情况。

性格因素 如果老年人本身性格比较内向，不善于与他人沟通交流，或者是在生活中遇到不愉快的事情，可能导致心理压力过大，从而出现焦虑、抑郁的情况。

身体疾病 如果老年人本身患有甲状腺功能减退

症、糖尿病等疾病，可能导致体内激素水平紊乱，从而出现焦虑、抑郁的情况。

精神疾病　如果老年人患有精神疾病，如精神分裂症、双相情感障碍等，可能导致大脑神经递质分泌紊乱，从而出现焦虑、抑郁的情况。

（李姝伶　吕　洋）

15. 老年人应该如何排解
负面情绪

老年人上了年纪，有时会耍性子、闹脾气，所以人们常把这类老年人称为"老小孩"。可是当老年人情绪闹到一定程度就会影响身心健康，所以调节老年人的负面情绪十分重要。对于已经出现的负面情绪，应该如何排解呢？

可以根据负面情绪产生的原因，采取相应的调节方法。

如果是社会环境因素改变造成的　建议老年人多

关键词

负面情绪　情绪调节

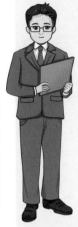

与家人、朋友沟通交流，有助于舒缓心情，改善负面情绪带来的影响。在生活中老年人还要注意，假如某个场所总是引起自己不愉快的回忆，就应当设法避开这个场所；如果眼前存在一件让自己产生负面情绪的物品，不妨把这个物品先收起来，从而缓解负面情绪对自己的侵扰，避免由此造成的身心损伤。必要时，应该及时就医，在医生的指导下进行心理疏导。

如果是生理因素或性格因素造成的　建议老年人可以适当与外界环境保持接触。这样一方面可以丰富自己的精神生活，另一方面可以及时调整自己的行为，以便更好地适应环境。与外界环境保持接触包括三个方面，即与自然、社会和人的接触。老年人退休在家，有着过多的空闲时间，常产生焦虑、抑郁情绪。如今的老年活动中心、老年文化活动站以及老年大学为老年人与外界环境接触提供了条件。适当进行一些舒缓运动，如散步、打太极等，也可以促进大脑多巴胺的分泌，有助于改善负面情绪的影响。

如果是身体疾病因素造成的　建议老年人及时就医，可以在医生的指导下使用药物进行治疗。同时，也可以适当进行户外运动，如慢跑、爬山、游泳，有助于提高身体的免疫力、排解压力，并保持积极乐观的心态。

如果是精神疾病因素造成的　建议老年人及时就医，可以在医生的指导下进行心理疏导。必要时，也可以遵医嘱服用药物进行治疗。

老年人常见的负面心理表现

焦虑、抑郁心理 有些老年人心理比较脆弱，面对衰老的客观事实既惧怕又无奈，这种心态如果不及时调整，极易导致抑郁。这种抑郁比较顽固，很容易使人丧失生活的兴趣，感到疲惫。这种人的情绪很容易激动，动不动就发火，常常自卑自责、自怨自叹，严重者可有自杀倾向和行为。

幻想心理 受身体逐渐衰老的影响，有些老年人期盼长寿的愿望会越来越强烈。于是，他们常用幻想来欺骗自己，以获得一时的心理宽慰，如爱听他人关于自己健康的恭维话等。

孤独心理 这是老年人最常见的一种心理异常，其主要表现为自我评价过低、生存意识消极、经常对他人不满及抱怨。长此以往，有此情况的老年人就会加强对自我行为的约束、强化自我内心的封闭，逐渐疏远社会，最终形成孤独的生活习惯和行为模式，并默默承受孤独带来的痛苦。这类老年人既希望别人关心照顾自己，又害怕由于过分期望而出现过大的心理落差和失望，于是常拒绝与他人交往，因而会变得行为孤独、性情孤僻，与周围人距离越来越远。

偏激心理 这种情绪可表现为两个相反的趋向。一种趋向是因衰老以点带面地否定自我，把自己看成无用之人，经常自责、自卑、自怜和自贬。另一种趋向是因为自己衰老而更多地要求别人，总是希望得到

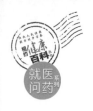

他人的敬重、关心和照顾，却不考虑他人及社会的实际条件和能力。当这种希望得不到满足时，又加剧了其心理上的偏激，并因此自暴自弃。

多疑心理　有些老年人因身体有病而多疑，常表现为无病也疑，有病更疑。即使自己有一些轻伤小恙也自以为是病入膏肓、无药可救。间或谈病色变，问病又止，求医换药不断。这种疑病可令其对衰退的功能极度敏感，对一般人感觉不到的体内变化或体验不到的痛苦也会有所感觉，如能感觉到心脏的跳动、胃肠的蠕动。这些过度的敏感更容易加重其疑心病。

怕死心理　部分老年人害怕衰老的核心是恐惧死亡。惧怕谈论死亡，不敢探视患者，怕经过墓地和听到哀乐，甚至看到一只死亡的动物也备受刺激，不敢正视。

（李姝伶　吕　洋）

第四章

老年心血管疾病

老年心血管
疾病症状

1. 老年人**心血管疾病**的早期症状有哪些

关键词

胸闷 气短 胸痛 心慌

进入老年期后，时常会听到身边的亲朋发生"心肌梗死"等情况。随着年龄增长，心血管患病率随之增加，导致较高的致残率和致死率，老年人难免担心自己出现心血管疾病。心血管疾病虽然凶险，但可防可治，特别是在疾病早期阶段，一些不适症状可能提示存在心血管疾病。为了避免疾病发展到严重阶段，需要积极识别这些症状，那么老年人心血管疾病的早期症状有哪些呢？

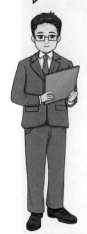

专家说

老年人心血管疾病症状是指老年人患心血管疾病后出现的不适症状。这些症状既有心脏疾病引起的不适，也有其他器官疾病引起的不适。早期症状常程度较轻、次数较少，通常不能引起老年人的足够重视，最终发展为急危重症。需要老年人重视的早期症状如下。

胸闷　是常见的心血管疾病症状之一，是指患者感到胸部有压迫感、紧迫感，同时感到呼吸困难、气促等。胸闷的部位可能位于整个胸部，也可能局限于左侧胸部或胸部正中。心血管疾病中冠心病（心绞痛和心肌梗死）、高血压、心律失常、老年钙化性瓣膜病、心力衰竭等疾病早期均可出现胸闷。但是，呼吸系统疾病，如肺炎、支气管炎等也可能引起胸闷。此

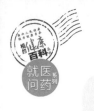

外，心理因素，如焦虑、抑郁等也可能引起胸闷。

气短 常称为呼吸困难，是指患者感到空气不足、呼吸费力。早期气短常与活动相关，严重时可出现休息状态下张口呼吸、端坐呼吸和窒息感。高血压、冠心病、心力衰竭、肺栓塞、肺动脉高压等心血管疾病早期即可出现气短症状。呼吸系统疾病，如慢性阻塞性肺疾病也常有气短表现。

胸痛 主要由胸部疾病所致。左侧胸部和胸部正中（胸骨后）部位疼痛通常是心血管疾病的表现。心血管疾病早期胸痛多表现为可耐受的隐痛或钝痛，有时疼痛性质较难描述，会有闷痛、胀痛等表现。病情严重时常表现为胸部绞痛、压榨样疼痛，持续时间一般超过 20 分钟，同时伴有窒息和濒死感，有时还伴有出汗。然而，对于老年人或者伴有糖尿病的患者，有时胸痛程度与病情严重程度并不完全一致。

心慌 常称为心悸。心慌是一种自觉心脏跳动的不适感，时常与心跳频率相关。心慌时可能是心率过快，也可能是心率过慢，亦有可能是心率正常而心跳节律不规整所致。在心血管疾病早期心慌通常偶尔出现，且持续时间较短。心血管疾病严重时，常表现为持续心慌，伴有气短、眼前发黑甚至意识丧失，导致患者晕倒。引起心慌最常见的心血管疾病为心律失常。

水肿 是指身体内过多的水分积聚在人体的组织间隙中。当水肿部位呈全身分布时，称为全身性水肿；水肿部位局限在某个器官组织时称为局限性水肿。心力衰竭、心包炎、心包积液等心血管疾病均可出现水肿，且为全身性水肿。水肿程度可因心血管疾病严重程度的不同而有所不同，疾病早期水肿常出现于身体低垂部位（脚踝部内侧水肿），手指按压水肿部位后常有凹陷。心血管疾病患者颜面部一般不出现水肿，下肢水肿为对称性。疾病严重时可出现颈静脉曲张、肝脏肿大等。

（苗海军）

关键词

2. 老年人**期前收缩**
都需要治疗吗

期前收缩 抗心律失常药

人到老年后时常出现心慌，医生会建议老年人进行心电图检查，结果经常提示存在期前收缩，这是老年人的常见病之一。是不是所有期前收缩都需要治疗呢？

专家说

正常的心脏搏动起源于心脏的窦房结，所以正常的心脏节律也叫窦性心律。期前收缩是指从心脏非窦房结部位发出的冲动引起的心脏搏动，因为经常在正常心跳之前出现，所以称为期前收缩。按起源部位可分为四种，其中房性和室性期前收缩较为常见。期前收缩是最常见的心律失常，可偶尔发生或频繁发生，可以在每一个或数个正常搏动后发生。期前收缩可发

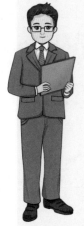

生于正常人，但常发生于心脏病患者。因为老年人常患有冠心病、高血压心脏病、心肌病、瓣膜病等疾病，所以期前收缩在老年人群中更为常见。那么老年人应该如何处理期前收缩呢？

对于没有心脏病或其他基础疾病的老年人，如果期前收缩偶尔出现，且期前收缩发生时没有任何不适表现，这种情况下多数老年人不需要特殊治疗。如果偶尔发生的期前收缩会引起不适症状，或患者对期前收缩产生了紧张和过度焦虑情绪，可考虑给予口服抗心律失常药或镇静药治疗。

对于患有心脏病的老年人，如果期前收缩发作频繁或发作时症状明显，这种情况下需要予以治疗。首先，找出期前收缩发作的原因（如基础心脏病未控制、低血钾等）并将其消除；其次，如果未找到明确原因，可考虑直接给予抗心律失常药治疗。

（苗海军）

3. 老年人出现**胸痛**可能是哪些疾病的表现

胸痛是老年人常见的不适症状之一，也是老年人较为担心和警惕的情况。胸痛常被认为是心脏病不良预后的信号。其实胸痛并不只是心脏病特有的表现，许多其他系统器官疾病也可表现为胸痛。

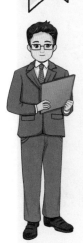

什么是胸痛

胸痛是指胸部的疼痛感觉，是老年人十分常见的症状，多数由胸部组织器官疾病引起，其他部位疾病也可引起胸痛。由于个体对疼痛感受存在差异，胸痛程度与疾病严重程度有时并不完全一致。

胸痛可能提示的疾病

胸部组织器官疾病

心血管疾病：在老年人群中，心血管疾病引起的胸痛十分常见。其中冠心病（心绞痛、心肌梗死等）是最常引起胸痛的心血管疾病。此外，主动脉夹层、肺栓塞、钙化性瓣膜病、肥厚型心肌病、心包炎等也常引起胸痛。

胸壁疾病：老年人胸壁疾病引起的胸痛也较常见，如带状疱疹、肋间神经炎、肋软骨炎、胸部撞击伤、肋骨骨折。

呼吸系统疾病：肺癌、支气管炎、胸膜炎、气胸等疾病可引起胸痛。

其他部位疾病 食管炎、食管癌、食管裂孔症、肝脓肿等非胸部组织器官疾病可引起胸痛。

关键词

胸痛 心绞痛 心肌梗死 主动脉夹层

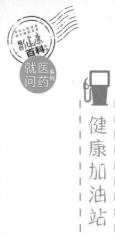

老年人胸痛时应该关注哪些细节表现

老年人出现胸痛时，以下特点对初步判断疾病有一定帮助。

胸痛部位 大多数疾病引起的胸痛常有一定部位，如冠心病引起的胸痛多在左侧胸部和胸部正中（胸骨后方），有时在剑突下（即胸部和腹部正中交界区），有时伴随左肩部和左上臂内侧疼痛，有时放射至无名指与小指，甚至放射至左颈或面颊部，常被误认为牙痛。主动脉夹层引起的胸痛多位于前胸和后背部，疼痛可以向下放射至腹部、腰部和下肢。带状疱疹所致胸痛沿一侧肋骨平行分布，一般皮疹和胸痛不超过胸部正中线。

胸痛性质 胸痛表现出的性质多种多样。心血管疾病中心绞痛呈绞窄样疼痛，通常由劳累诱发，伴有闷压感；心肌梗死引起的疼痛更为剧烈，呈压榨样疼痛，伴有出汗、恐惧、濒死感等。带状疱疹引起的疼痛呈刀割样或灼热样剧痛；食管炎引起的疼痛表现为烧灼痛（烧心感），时常伴有反酸；主动脉夹层引起的疼痛呈突然发生的胸背部撕裂样剧痛；肺栓塞引起的疼痛可表现为突然发生的胸部剧痛，常伴有气短。

胸痛持续时间 心绞痛持续时间一般较为短暂，通常 3~5 分钟；心肌梗死引起的胸痛持续时间较长，通常超过半小时，有时达数小时，且不易缓解。

胸痛缓解方式 心绞痛发作可在休息后或舌下含服硝酸甘油后数分钟内缓解；心肌梗死所致胸痛含服硝酸甘油效果差，胸痛缓解不明显；食管疾病引起的胸痛在服用抗酸药后可减轻或消失。

（苗海军）

4. 哪些无创性检查可以评估老年人**心血管疾病患病风险**

老年人是心血管疾病的高危群体，也是进行患病风险评估的重要人群。然而，进行心血管疾病患病风险评估对老年人来说比较陌生。多数风险评估是根据心血管疾病的危险因素综合分析后，预测其在未来一段时间内发生心血管疾病的概率。日常生活中，老年人十分担心出现心血管意外。那么，有哪些方法能够评估心血管疾病的患病风险呢？

专家说

用来评价心血管疾病患病风险的方法较多，一般可以分为两种，即有创检查和无创检查。

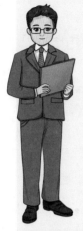

有创检查 顾名思义是对身体造成一定创伤的检查。主要包括心内电生理检查、心导管检查、腔内成像检查等。因为会给机体带来创伤，因此使用较少。

无创检查 通常不会对人体造成创伤。目前评估心血管疾病患病风险的无创检查主要有各种模型和量表测定、生化指标检测、血压检测、常规心电图、动态心电图、运动负荷试验、可穿戴心电监测设备、动态血压、心脏超声、冠状动脉 CT 造影（CTA）和心脏核医学检查等。这些检查操作较简便，是医生常采用的评估手段。

（苗海军）

二

高血压管理与
低血压发作

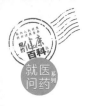

5. 老年**高血压**患者如何了解自己高血压的**严重程度**

高血压是老年人的常见病之一，我国 60 岁以上人群中一半以上合并高血压。老年人高血压的知晓率、治疗率和控制率较低，过高的血压常引起心脏、大脑、肾脏等器官的损伤。老年人应该如何了解高血压的严重程度呢？

高血压　危险分层　高血压急症

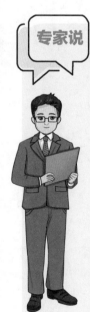

专家说

高血压起病隐匿，多数老年人血压增高时无明显不适症状，即使部分患者出现症状，也无特征性表现，容易误认为高血压危害小。也有部分老年人认为血压升高程度不大，危害性亦不大，导致延误诊治，当出现心、脑、肾等严重并发症时才开始接受正规治疗。仅通过症状或血压水平并不能完全反映出病情和器官损害的严重程度，了解血压和病情的严重程度需要通过血压水平和器官损害情况作出综合评估。

血压水平　一般血压水平的高低和病情轻重及器官损害相关，但并非完全相关，如个别高血压脑出血患者血压达 170/90mmHg 时发生了脑卒中，部分患者血压达 190/100mmHg 也未出现脑卒中。多数情况下，血压越高的患者病情越重，越容易出现严重并发症。因此，将血压超过 180/120mmHg 或舒张压持续超过 120mmHg 作为高血压急症的判定标准之一。

　　此外，血压水平高低也可用于高血压预后的判断，通常将高血压分为三级。一级：收缩压在 140~159mmHg 之间，舒张压在 90~99mmHg 之间；二级：收缩压在 160~179mmHg 之间，舒张压在 100~109mmHg 之间；三级：收缩压 ≥ 180mmHg，舒张压 ≥ 110mmHg。级数越高，联合风险因素分析可提示今后发生心血管事件的概率越高。

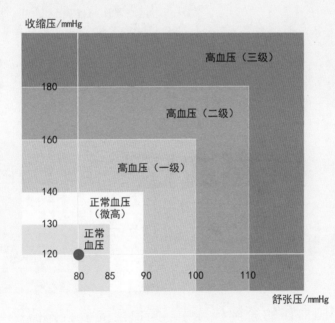

　　危险分层　高血压患者危险分层是在血压分级的基础上，根据患者的危险因素、既往病史和组织器官受损情况进行划分，分为低危、中危、高危、很高危。危险分层越高，表明今后发生心血管事件的可能性越大。同时也表明患者病情较严重，需要积极、严格控制血压。

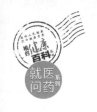

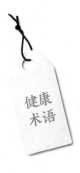
健康
术语

高血压急症　　是指高血压患者在某些诱因（如情绪波动）的作用下，血压突然明显升高（一般超过 180/120mmHg），伴有进行性心脏、大脑、肾脏等重要器官功能不全的表现。高血压急症包括血压升高的同时出现脑出血、脑梗死、急性心力衰竭、急性心肌梗死、主动脉夹层等。

及时、正确地处理高血压急症十分重要。一旦诊断高血压急症，需要迅速降低血压，通常使用静脉降压药。

（苗海军）

6. 老年**高血压**患者的血压是不是越低越好

在我国血压的分类标准中，高血压的诊断界值是 ≥ 140/90mmHg，而正常血压值为＜120/80mmHg。老年人通常认为血压"怕高不怕低"，血压高容易导致脑卒中等情况，所以血压应该控制得更低，那么老年高血压患者的血压是不是越低越好呢？

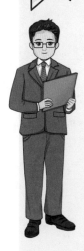

老年人血压升高容易引发心脑血管疾病，需要降低血压避免引起并发症。但血压并非控制得越低越好，过低的血压对机体也可造成一定损害。

脑供血不足 血压过低使脑部的血液灌注量相对减少，容易引起脑供血不足，导致老年人头晕、眼前发黑甚至晕厥，从而发生跌倒，导致骨折等问题。严重时过低的血压还可导致脑梗死。部分老年人由于长期血压过低，可对认知功能造成影响，出现记忆力减退等表现。

心脏供血不足 随着年龄增长，老年人舒张压会有所降低，如果降压时将血压进一步降低，可导致心脏冠状动脉供血减少，有基础心脏病的患者容易出现心绞痛、胸闷、气短等症状。

肾脏供血不足 高血压长期未控制时容易出现肾损伤，合理控制血压可保护肾脏功能。然而，过低的血压会导致肾脏血液灌注量相对减少，从而导致肾脏受损，出现尿蛋白等。

四肢骨骼肌供血不足 血压过低导致全身血液灌注量相对减少，患者表现为疲乏；四肢骨骼肌供血减少时，患者会出现四肢无力、跌倒等。

关键词

脑供血不足 心脏供血不足 肾脏供血不足

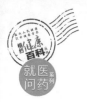

老年人服用降压药有哪些误区

（苗海军）

三

冠心病

7. 老年人**心绞痛**或**心肌梗死**发作时应该如何紧急处理

在很多影视剧中，会有演员突然捂着胸口、不能动弹的表现，这通常被用来描绘角色正在经历心绞痛发作。这种表现形式是为了强调情节的紧张和戏剧性，以吸引观众的注意力。然而，需要指出的是，心绞痛或心脏病发作时的实际症状因人而异，并不是所有患者都会出现这种典型的表现。有些人可能出现其他症状，如胸闷、气短。那么什么是心绞痛？如何和心肌梗死鉴别，又应该如何处理呢？

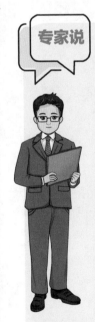

专家说

冠心病心绞痛是冠状动脉供血不足，心肌急剧、暂时性缺血缺氧引起的以发作性胸痛为表现的临床症状。心绞痛是心脏缺血反射到机体表面所感觉到的疼痛，特点是前胸阵发性压榨样疼痛，可以伴有其他症状。疼痛主要位于胸骨后面，可以放射到心前区及肩背部，甚至放射到左手无名指。一般情况下，每次发作持续 3~5 分钟，发作的次数不固定，休息或者应用硝酸酯类药物一般能够缓解。该病多见于男性，多数在 40 岁以上，劳累、情绪激动、受凉感冒有可能诱发冠心病。冠心病发生的原因是心肌供血的绝对或者相对不足，一般情况下是因为冠状动脉粥样硬化，管腔重度狭窄导致的，再有就是血管痉挛。另外，某些诱发因素（主要是心率加快、血压升高）也可能诱发心绞痛。一般情况下，冠状动脉的固定位置重度狭窄，局部形成血栓，有可能导致心绞痛发作。

老年人心绞痛或心肌梗死发作时的
紧急处理措施

让患者呈平卧位或坐卧位，不要站立，更不要行走，以减轻心脏负担。立即将 1 片硝酸甘油放于患者舌下含服。如果 5 分钟内症状没有缓解，再含服 1 片。如果含服 3 片仍不见效，则可能为心肌梗死，应立即拨打 120 急救电话，到医院就诊。如果患者出现呕吐、昏迷、肢体活动不灵活等症状，可能有脑出血或脑梗死的风险，此时应让患者平卧，并将患者的头偏向一侧，防止呕吐物反流造成窒息。在等待急救人员到来期间，可以给予患者高流量吸氧，以及迅速止痛治疗。

如发生心搏骤停，应该立即进行心肺复苏，待患者的心律、血压、呼吸稳定后再送入院。如果家中老年人出现相关症状，请务必及时拨打 120 急救电话，获取专业医疗救助。

（阮　磊）

8. 老年人**如厕时用力过大**
为什么有可能引发心脑血管意外

关键词

便秘　心肌梗死　脑血管意外

厕所是老年人最容易出现心脑血管意外的地方。老年人肠道肌力下降，同时合并肠道功能紊乱，容易出现便秘，在便秘的时候过度用力排便则会引发心脑血管意外。

专家说

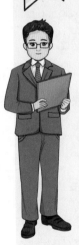

　　我们屏气时肺、胸、腹内压力明显升高，使回心血量减少，心排血量降低，严重时会使心率减慢、血压下降，引起心、脑供血不足。屏气结束时肺、腹腔压力突然降低，又会使回心血量突然增加，心排血量增加，导致血压突然增高。腹压的增高会使心脏排血阻力增加、血压升高和心肌耗氧量增加，从而导致心肌缺血、心绞痛发作或严重的心律失常，引发猝死。

　　老年人的冠状动脉病变严重，还会造成动脉粥样硬化斑块破裂，使冠状动脉内急性血栓形成，造成急性心肌梗死。

　　有脑血管病变的患者和高血压控制不佳的患者，用力排便时可发生脑卒中、脑出血或脑梗死。因此，老年人如厕时不宜过度用力，如有需要可使用一些润肠通便药；脑卒中及心肌梗死恢复期的患者，不宜单独如厕，须有家属监护；有些老年人习惯如厕时吸烟，殊不知烟草中的尼古丁可刺激交感神经，使心率加快、血压升高，而且烟草在不完全燃烧时产生的一氧化碳与血红蛋白的结合会大大削弱血液中红细胞的携氧能力。一边吸烟一边屏气排便，常会增加心脑血管意外的概率。

（阮　磊）

9. 为什么老年**心脏病**患者 需要进行**康复治疗**

　　心脏是人体的发动机，如果老年人患者心脏病，医生会告诉他需要静养，减少不必要的运动。但是静养不等于躺在床上不动，老年心脏病患者需要进行康复治疗。康复治疗是一门学问，需要在专家的指导下进行。

　　老年心脏病患者需要进行康复治疗的原因如下。

　　改善心脏功能　通过康复治疗，可以改善心脏的收缩和舒张功能，提高心脏的工作效率，从而增强身体的代谢能力，改善血液循环，为身体提供充足的氧

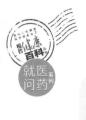

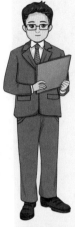

气和营养。

降低心脏负荷 康复治疗可以降低心脏负荷，减轻心脏负担，从而减少心脏耗氧量，缓解心肌缺血和缺氧的症状。

促进侧支循环建立 康复治疗可以促进心脏侧支循环的建立，增加心肌的血液供应，缓解心肌缺血的症状。

改善生活质量 通过康复治疗，可以改善老年心脏病患者的生活质量，减轻他们的身体和精神负担，提高他们的自理能力和生活质量。

预防复发 康复治疗可以预防心脏病的复发，通过调整生活方式和饮食习惯等措施控制心脏病的高危因素，降低心脏病复发的风险。

在康复治疗过程中，医生会根据患者的具体情况制订个性化治疗方案，以帮助患者更好地康复。

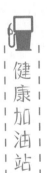

健康加油站

心脏病患者康复治疗的项目主要包括有氧运动训练、力量训练、平衡、柔韧等运动指导，以及药物指导、营养指导、戒烟指导、心理指导等。

有氧运动训练 如慢跑、步行、太极拳，可以改善心脏功能，提高心肺耐力，增强心肌收缩力，降低血压和心率。

力量训练　如使用哑铃、弹力带进行抗阻力量训练，可以增强肌肉力量，提高身体代谢水平，改善心肺功能。

平衡和柔韧训练　如单腿站立、平衡板练习，可以增强平衡能力，防止摔倒，减少意外伤害。

总之，心脏病患者康复治疗的项目多种多样，医生会根据患者的具体情况制订个性化的治疗方案，以帮助患者更好地康复。

（阮　磊）

10. 老年冠心病患者在
冠状动脉支架植入术后
还会复发吗

对于冠心病而言，最常见的治疗方式就是进行冠脉支架植入术，它具有创伤小、恢复快等优点。很多人觉得自己装了支架就可以高枕无忧了，不仅日常生活随意，而且没有遵医嘱进行后续的治疗，导致很多患者术后出现血管病变，需要再次植入支架。其实在支架植入术后，血管虽然通畅了，但实际上动脉粥样斑块并没有被消除，因此，支架植入术后患者仍有可能复发。

冠心病　冠脉支架　心脏病

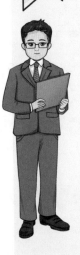

专家说

老年冠心病患者在冠状动脉支架植入术后有可能复发。支架植入术是一种常见的治疗冠心病的方法，通过将支架放置在冠状动脉狭窄或阻塞的地方，可以改善心脏供血情况。然而，支架植入术并不能完全治愈冠心病，患者仍需要继续接受药物治疗并改变既往不健康的生活方式，以降低复发的风险。

老年冠心病患者由于身体功能下降，血管病变可能更加复杂，且可能存在多种合并症，这些都可能导致疾病复发。此外，一些患者可能没有严格遵守医生的建议，如未按时服药、未保持健康的生活方式等，也可能导致疾病复发。因此，老年冠心病患者在冠状动脉支架植入术后仍应该定期复查，并进行必要的药物治疗和生活方式改变，以降低复发风险。患者和家属应听从医生的治疗建议，确保获得最佳的治疗效果。

（阮　磊）

11. 老年人服用**冠心病**治疗药物时需要注意什么

有些老年冠心病患者虽然植入了支架，但仍需要终身服用药物治疗。药物治疗的目的是缓解症状，减少心绞痛及心肌梗死的发作；延缓冠状动脉粥样硬化病变的发展，减少冠心病死亡。规范的药物治疗可以有效地降低冠心病患者的死亡率和再缺血事件的发生率，改善患者的临床症状。

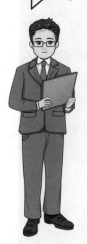

老年人服用冠心病治疗药物时，需要注意以下几点。

1. 严格按照医生的医嘱服用药物，不要自行增减剂量或改变用药方式。定期复查，及时调整药物剂量或更换药物。

2. 关注自己的身体状况，如果出现任何不适，及时就医并告知医生自己正在服用的药物。

3. 注意药物的不良反应和禁忌证，如果出现任何不适，及时告知医生。不要随意停用或更换药物，以免影响治疗效果。

老年人要严格按照医生的医嘱服用冠心病治疗药物，同时注意观察身体状况和药物不良反应，在医生的指导下及时调整用药方案。

（阮　磊）

冠心病　药物治疗　心脏病

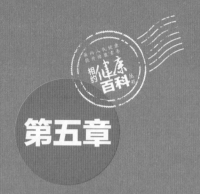

第五章

老年呼吸系统疾病

老年
呼吸道症状

1. 老年人**打喷嚏**、**流清鼻涕**就是感冒吗

关键词

打喷嚏、流清鼻涕这些症状在老年人群中尤其常见，很多人可能将其误认为感冒的征兆。然而，随着年龄的增长，免疫系统的效能可能有所下降，打喷嚏、流清鼻涕这些常见症状并不总是指向感冒。

专家说

打喷嚏和流清鼻涕是常见的呼吸道症状，它们可能是感冒、过敏、空气干燥或其他呼吸道疾病的表现。老年人更容易受到环境变化的影响，如温度变化或空气中的刺激物。老年人更易患有慢性呼吸道疾病，如慢性阻塞性肺疾病（COPD）或哮喘，这也可能引起类似感冒的症状。此外，老年人在呼吸道合胞病毒（RSV）感染下可引发严重的肺部感染。因此，在老年人中区分感冒、流感等疾病很重要，因为这些疾病都可以表现为打喷嚏、流清鼻涕。

健康加油站

老年人如何维护呼吸系统健康

随着年龄的增长，老年人的呼吸系统可能变得更加敏感和脆弱，因此维护其健康成为一项重要任务。良好的呼吸健康不仅关乎舒适的日常生活，也是预防慢性病和保持整体健康水平的关键。

打喷嚏　流清鼻涕　感冒

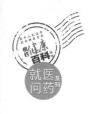

定期进行健康体检和呼吸系统评估　通过定期进行健康体检，包括肺功能测试，可以及早发现并管理呼吸系统问题。

戒烟　吸烟是导致呼吸系统疾病的主要原因之一，戒烟可以显著降低患呼吸系统疾病的风险。

保持适宜的室内湿度和温度　避免室内空气过于干燥或过于潮湿，将温度维持在适宜范围内，可以减少对呼吸道的刺激。

过敏季节采取预防措施　如果有过敏史，应在过敏季节采取必要的预防措施，如使用空气净化器、减少户外活动时间。

了解个人的过敏史和慢性病史　有助于在日常生活中避免已知的诱发因素，并根据自己的健康状况采取个性化的预防措施。

及时就医　出现呼吸系统症状（如持续咳嗽、呼吸困难）时，应及时就医，以便获得及时的诊断和治疗。

保持健康的生活方式　包括均衡饮食、适度运动和充分休息，这些都有助于提升免疫系统和整体健康水平。

接种疫苗　按时接种流感疫苗和肺炎疫苗，以预防相关疾病。

（陈　琼）

2. 老年人嗓子好像有东西"吐之不出，咽之不下"是怎么回事

　　随着年龄的增长，老年人可能遇到各种健康挑战，其中之一就是感觉嗓子里有东西"吐之不出，咽之不下"。这种咽喉异物感不仅会给日常生活带来不便，还可能是某些健康问题的早期警示。因此，理解这一现象的潜在原因并采取适当的预防和治疗措施，对老年人的健康和生活质量至关重要。

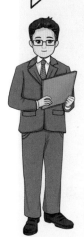

专家说

　　老年人感觉喉咙里好像有东西吐不出来也咽不下去，这种感觉被称为"异物感"，可能是由几种不同的健康问题引起的。

　　咽喉部疾病　如咽炎、喉炎或扁桃体炎等炎症性疾病，可能引起喉咙不适或异物感。

　　消化系统疾病　胃食管反流病可能导致胃酸反流至食管和喉咙，引起灼烧感或异物感。

　　神经肌肉问题　老年人由于年龄增长，咽喉部的神经肌肉功能可能下降，导致吞咽困难，出现异物感。

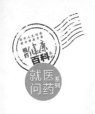

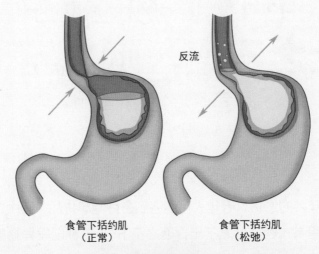

反流

食管下括约肌
（正常）

食管下括约肌
（松弛）

胃食管反流病

心理因素　焦虑或压力有时也会导致喉咙的异物感。

药物不良反应　某些药物可能导致口干或喉咙不适，出现异物感。

肿瘤　虽然较少见，但喉部肿瘤或食管肿瘤可能导致异物感。

如果这种情况持续存在或伴有其他症状，如吞咽困难、咳嗽或声音改变，建议老年人及时就医。

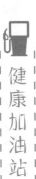

健康加油站

如何预防和减轻咽喉异物感

为预防和减轻咽喉异物感，老年人应注意保持适宜的室内湿度，避免过于干燥的环境。同时，保持健康的饮食习惯，如避免辛辣刺激性食物的摄入，可以减少胃食管反流的风险。定期进行吞咽功能锻炼也是一个好方法。此外，有效管理压力和焦虑，保持良好的心理健康状态，对于减轻或消除这种感觉非常重要。

（陈　琼）

二

慢性阻塞性
肺疾病

3. 老年**慢性阻塞性肺疾病**患者有哪些表现

随着天气逐渐变冷，因胸闷、呼吸困难就诊的老年人数量逐渐增加，其中大多数就诊老年人被确诊为慢性阻塞性肺疾病（COPD）。慢性阻塞性肺疾病已经成为一个越来越突出的公共健康问题，不仅对患者的生活质量造成严重影响，还加重了医疗保健系统负担。

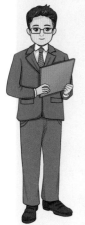

慢性阻塞性肺疾病的主要症状是慢性咳嗽、咳痰和呼吸困难。咳嗽、咳痰症状通常在疾病早期出现，而后期则以呼吸困难为主。

咳嗽、咳痰 咳嗽以晨起和夜间阵咳较明显，痰液常为白色黏液、浆液性，急性加重时痰液可变为黏液脓性痰而不易咳出。

呼吸困难 呼吸困难早期仅在劳累时出现，之后逐渐加重，以致日常活动甚至休息时也感到呼吸困难。活动后呼吸困难是慢性阻塞性肺疾病的标志性症状。

其他 当慢性阻塞性肺疾病并发慢性肺源性心脏病时，可出现食欲不振、腹胀、下肢或全身水肿等症状；若并发二氧化碳严重潴留、呼吸性酸中毒，患者可出现行为怪异、谵妄、嗜睡甚至昏迷等症状。

咳嗽 咳痰 呼吸困难

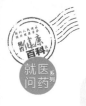

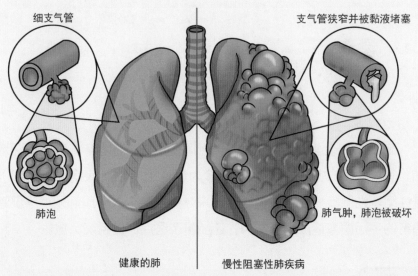

细支气管

支气管狭窄并被黏液堵塞

肺泡

肺气肿，肺泡被破坏

健康的肺

慢性阻塞性肺疾病

需要注意的是，由于肺有较强的代偿功能，早期的慢性阻塞性肺疾病往往比较隐匿，患者可以没有明显症状。

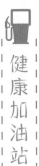

健康加油站

什么是慢性阻塞性肺疾病

慢性阻塞性肺疾病是最常见的慢性气道疾病，严重危害人类健康并影响生命质量，是导致死亡的重要疾病之一。吸烟是慢性阻塞性肺疾病最重要的危险因素。

慢性阻塞性肺疾病的主要症状是慢性咳嗽、咳痰和呼吸困难。肺功能检查是慢性阻塞性肺疾病诊断的"金标准"，也是评价疾病严重程度、监测疾病进展、评估预后及治疗反应最常用的指标。通过戒烟、规律用药以及康复训练，慢性阻塞性肺疾病的症状可以得到有效缓解和控制。慢性阻塞性肺疾病的治疗需要持续终身，通过有效管理，患者可以保持相对较高的生活质量。

如何实施老年慢性阻塞性肺疾病
患者的家庭管理

（陈　琼）

4. 为什么老年**慢性阻塞性肺疾病**患者吸氧浓度不宜过高

接受长期氧疗可以提高静息状态下严重低氧血症的慢性阻塞性肺疾病患者的生存率，对血流动力学、血液学特征、运动能力、肺生理和精神状态都会产生有利影响。但大多数人心中存在着这样的误区："吸氧浓度越高越好！"实际上，恰恰相反，老年慢性阻塞性肺疾病患者吸氧浓度不宜过高。

氧疗 吸氧浓度

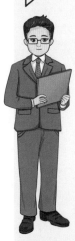

慢性阻塞性肺疾病的病理生理学改变主要包括气流受限、气体陷闭和气体交换异常，可伴有黏液高分泌和气道上皮纤毛的功能障碍等，严重者可合并肺动脉高压、慢性肺源性心脏病和呼吸衰竭。慢性阻塞性肺疾病较为常见的症状是咳嗽、咳痰、呼吸费力，这种气道不通畅导致患者体内的 CO_2 不易排出，体外的氧气不易吸入，最终造成患者体内 CO_2 潴留和缺氧。当病情继续加重，会发展为 II 型呼吸衰竭，需要吸氧治疗，但吸氧浓度却不宜过高，原因如下。

CO_2 是强有力的呼吸中枢兴奋剂，然而慢性阻塞性肺疾病患者的体内存在 CO_2 过多和血氧含量过低的情况，在体内长时间、高浓度 CO_2 的作用下，中枢化学感受器对 CO_2 的兴奋作用反应性下降，所以当 CO_2 分压过高时，反而会对呼吸中枢产生抑制和麻醉效应。此时呼吸运动主要靠低氧对外周化学感受器的刺激作用来维持，因此慢性阻塞性肺疾病患者进行氧疗时如果吸入高浓度氧气，会解除低氧对呼吸中枢的刺激，造成呼吸抑制，使 CO_2 浓度升高得更快，从而加重患者的病情，甚至导致患者昏迷。

所以老年慢性阻塞性肺疾病患者，尤其是合并 II 型呼吸衰竭的患者，吸氧浓度不宜过高，以持续低流量吸氧为主，一般氧流量为 1~2L/min。

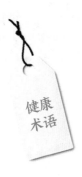

Ⅱ型呼吸衰竭　由于肺部疾病或其他因素引起的呼吸功能障碍，导致呼吸急促、缺氧和CO_2潴留等症状的综合征。Ⅱ型呼吸衰竭通常发生在呼吸系统疾病，如肺炎、慢性阻塞性肺疾病、肺动脉高压等疾病中。诊断标准是O_2分压 < 60mmHg，同时伴有CO_2分压 > 50mmHg。

（曾　敏）

睡眠呼吸暂停

5. 为什么**打鼾**对于老年人来说是"夜间神秘杀手"

在老年人中打鼾是一种常见现象，打鼾的老年人往往入睡很快，有很多人认为这是"憨人有憨福"，那么真的是这样吗？其实，打鼾者可能患有睡眠呼吸暂停，它显著增加心脑血管疾病甚至猝死的风险，因此打鼾被称为老年人"夜间神秘杀手"。

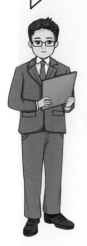

约 20% 的打鼾者在就诊检查后确诊睡眠呼吸暂停。他们在睡眠中反复出现气道受阻，频繁发生呼吸暂停和 / 或低通气，机体出现间歇缺氧和 / 或二氧化碳潴留。我国普通人群中睡眠呼吸暂停的发病率约 5%，随年龄增长呈上升趋势，中年以上人群达 20%~40%，衰弱老年人睡眠呼吸暂停的发病率高达 60%。研究发现，睡眠呼吸暂停患者高血压发病率高达 50%~90%；冠心病发病率高达 20%~30%；严重睡眠呼吸暂停患者夜间发生复杂性心律失常的风险是无睡眠呼吸暂停患者的 2~4 倍；睡眠呼吸暂停患者中糖尿病患病率＞40%；50%~70% 的卒中患者有睡眠呼吸障碍；睡眠呼吸暂停患者的猝死率是无睡眠呼吸暂停人群的 3 倍。因此，睡眠呼吸暂停被称为老年人"夜间神秘杀手"，合并症多、危害大。

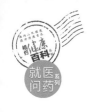

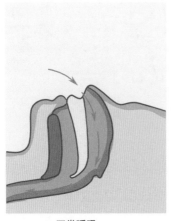

正常呼吸

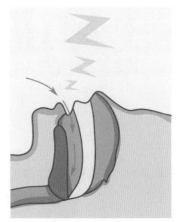
打鼾、呼吸暂停

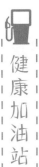
健康加油站

日常生活中老年打鼾患者有哪些注意事项

及时就诊 当老年人出现打鼾，且频繁出现他人观察到的呼吸暂停、夜间憋醒、失眠或夜间睡眠异常动作、夜尿增多以及白天嗜睡等现象，应尽早去医院就诊。有鼻塞症状的，应及时到耳鼻咽喉科就诊，必要时使用喷鼻剂减轻鼻部充血水肿症状。

体位治疗 采取侧卧位睡眠姿势，可暂时调整气道宽度，缓解或减轻打鼾。

避免肥胖 合理搭配营养，多吃富含维生素、优质蛋白质、低脂的饮食，适当运动，控制体重。

避免影响睡眠物质的摄入 避免烟酒嗜好，尤其避免睡前饮酒、吸烟。避免摄入咖啡及辛辣刺激性食物，慎用镇静催眠药。

（曾　敏）

6. 老年**鼾症**患者需要手术治疗吗

老年鼾症是比较常见的现象。鼾声是由于气流通过狭窄气道引起振动产生的，造成气道狭窄的因素常见有舌体肥大、舌根后坠、下颌后缩、腺样体肿大等。既然如此，手术处理气道狭窄不就可以解决问题了吗？老年鼾症患者是否都需要手术治疗呢？

专家说

老年人睡觉打鼾的病因可以是单纯鼾症，也可以是睡眠呼吸暂停等，打鼾者中 20% 被诊断为睡眠呼吸暂停，他们在睡眠中反复出现呼吸道气流受阻，频繁发生呼吸暂停和 / 或低通气，引起缺氧、二氧化碳潴留，与心血管疾病、2 型糖尿病、慢性阻塞性肺疾病、卒中、痴呆、癫痫、猝死等疾病息息相关，同时也有发生交通事故和职业事故的风险，若不及时治疗会造成严重不良后果。

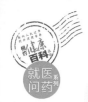

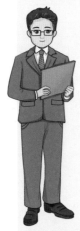

鼾症的治疗手段如下。

病因治疗　纠正引起睡眠呼吸暂停的基础疾病，如应用甲状腺素治疗甲状腺功能减退。

改善生活方式　包括减肥、戒烟戒酒、侧卧位睡眠、适当抬高床头等。

无创呼吸机治疗　为首选治疗方法，通过呼吸机的压力作用持续打开气道，其中持续气道正压通气最为常用。

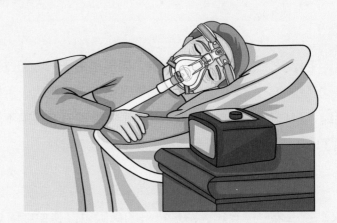

口腔矫治器　适用于单纯鼾症及轻中度阻塞性睡眠呼吸暂停患者，特别是下颌后缩者。对于不能耐受无创呼吸机治疗、不能手术或手术效果不佳者，可以试用该治疗方法。

手术治疗　适用于不能耐受无创呼吸机治疗的中重度阻塞性睡眠呼吸暂停患者，或伴有严重颅颌面畸形的患者。老年患者往往多病共存，应经过慎重评估后再作出手术治疗的决策。

大部分老年鼾症患者首选无创呼吸机治疗。若不能耐受无创呼吸机治疗，可根据老年患者的身体情况、手术指征选择腭垂腭咽成形术、双颌前移术等。简而言之，不是所有老年鼾症患者都需要手术治疗。

（曾　敏）

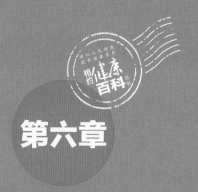

第六章

老年消化系统疾病

一

老年
消化道症状

1. 老年人**腹痛**能吃**镇痛药**吗

许多老年人在出现腹痛时，为了避免就医的麻烦，往往自行服用镇痛药，甚至听信所谓的"偏方"，造成各种损害。镇痛药种类繁多，老年人由于合并多种慢性病、长期用药较多且代谢能力下降等，因此在用药过程中要特别注意药物不良反应及药物相互作用。

专家说

镇痛药分为非阿片类镇痛药、阿片类镇痛药物等，日常生活中常见的是非阿片类镇痛药。

非阿片类镇痛药

包括对乙酰氨基酚和非甾体抗炎药（NSAIDs），如阿司匹林、布洛芬、塞来昔布等。

对乙酰氨基酚　该药过量服用可导致肝损伤，长期大量饮酒或有严重肝病者要慎用。

非甾体抗炎药　如阿司匹林、布洛芬、双氯芬酸以及塞来昔布，常见的消化道不良反应包括消化不良、腹胀、腹痛、黑便及便血等。部分药物，如塞来昔布，对胃肠道损伤较轻，但增加了心力衰竭的风险。

阿片类镇痛药

如可待因、双氢可待因、羟考酮、吗啡，反复使用容易成瘾，常见不良反应有恶心、呕吐、便秘、尿

关键词

腹痛　阿司匹林　布洛芬

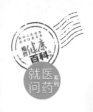

潴留、呼吸抑制等。专业医生进行病情评估后方可开具此类药物，必要时应根据阶梯镇痛原则进行选择。

对于腹痛患者，医生往往会在病因治疗的基础上给予镇痛治疗，根据疼痛程度逐级递进选择镇痛药。当然，使用镇痛药的前提往往是病因明确，不能盲目进行镇痛，以防强力镇痛掩盖了疾病的本质和特点，对疾病的诊治造成不利影响。

因此，老年人如果出现腹痛，不能随意服用止痛片，应该及时前往医疗机构就诊，在医生全面评估老年人的一般情况、合并疾病及联合用药情况后使用镇痛药，必要时联用胃黏膜保护剂。

（曾　敏）

2. 大便次数多就是**腹泻**吗

一提到腹泻，我们的头脑里就常浮现出一天冲刺厕所无数次的情景，那么大便次数多就是腹泻吗？

腹泻并不等同于排便次数增多。腹泻的定义是每日排便 3 次及以上，或明显超过平日习惯的频

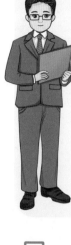

率，或大便量超过 200g，同时粪便质地稀薄、含水量 >80%，或含未消化的食物或黏液、脓血，可伴随腹痛、腹胀、恶心、呕吐等消化道症状。如果一天只排便一次，但是大便量多，不成形，呈泥状或稀水样，也是腹泻。如果是单纯的排便次数增多，但是大便为黄色成形软便，含水量和粪便量并不增加，这种情况不能定义为腹泻，有可能是胃肠运动功能失调或者肛门直肠疾病所致。

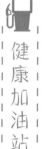

健康加油站

便秘也可能导致大便次数增多

便秘是指每 3 天及 3 天以上排便一次，伴有排便困难（费时、费力）、粪便干结，是老年人常见的消化系统问题。老年人，尤其是高龄老年人的便秘，也可以导致大便次数增多，但不属于真正的腹泻，可以称为"假性腹泻"。

老年人便秘为什么会导致大便次数增多？这是由于老年人，尤其是高龄老年人的便秘常为出口梗阻型便秘，粪便长时间聚集在直肠壶腹部，水分被吸干，粪块体积大而干结，导致直肠肠壁和肛门括约肌失去弹性，在肠壁与粪块之间形成间隙，粪块之上的粪水和肠液自肛门流出，产生腹泻的假象。因此，当长期便秘的老年人出现所谓的"腹泻"时，应警惕便秘等疾病导致的"假性腹泻"的可能性，如果简单地认为

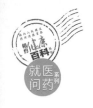

这是腹泻、仅口服止泻药，就会加重病情。医生可以通过肛门指检对两者进行鉴别。

（庄　艳　郑松柏）

3. 老年人**腹泻**时能自行服用止泻药或抗生素吗

关键词

腹泻　止泻药　抗生素

腹泻是常见的消化系统问题，面对腹泻，许多老年人可能考虑自行服用止泻药或抗生素来缓解症状。那么老年人在腹泻时能自行服用止泻药或抗生素吗？

专家说

临床上可将腹泻可分为急性腹泻和慢性腹泻。

急性腹泻　一般起病急促、病程较短，水样便，可伴有腹痛、发热、乏力等症状，通常因不洁饮食、受凉等诱发感染所致，也被称为急性感染性腹泻。轻症患者（无脱水表现、精神状况良好、体温低于38℃）可以居家处理，首先不再食用可疑不洁食物、彻底洗消餐具，食用清淡易消化饮食，饮用适量口服补液盐或自制糖盐水（约3.5g 盐 +20g 白砂糖 +1 000mL 温开水，分次饮用），在此基础上可服用非处方止泻药或在医生的指导下用药。老年人急性腹泻不宜应用强力止泻药，如洛哌丁胺，强力止泻不利于肠道内有害菌和毒素的排出，会加重病情，用于老年男性还有导致急性尿潴留的风险。重症患者（脱水症状明显、精神萎靡、体温≥38℃）应尽快就诊。

慢性腹泻　一般是指病程超过 4 周的腹泻，多为非感染性因素所致，原因非常复杂，应到医院就诊，诊断明确后再进行针对性治疗，不应自行服用止泻药或抗生素，以免延误病情。

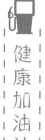

健康加油站

老年人腹泻有哪些危害

急性腹泻危害较大，严重者可导致脱水、休克而危及生命。老年人体液总量较年轻时减少，因此对脱水的代偿能力降低，更易发生脱水和休克。急性腹泻时会造成电解质紊乱，可能引起严重的心律失常或猝死。急性腹泻导致血容量减少、血液黏稠度增加、血流缓慢，容易形成血栓，增加老年人心脑血管疾病急性发作的风险。慢性腹泻不仅会影响患者的生活质量，还是肠内外众多疾病的表现，必须进行检查和鉴别，不能漏掉其背后的潜在疾病。

（庄　艳　郑松柏）

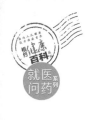

4. 老年人**腹胀**应该怎么办

腹胀是一种常见的消化道症状，老年人由于消化系统发生了一系列退行性改变，导致消化不良、便秘等问题高发，因此，腹胀的发生率也很高。那么，老年人出现腹胀应该怎么办？

专家说

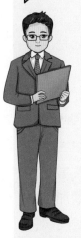

腹胀的部位和伴随症状不同，采取的应对措施也不同。

上腹剑突下胀闷伴反酸、烧心、胸骨后隐痛不适 可能是胃食管反流病，应少食多餐、食不过饱，晚上睡前 3 小时禁食禁饮，同时服用抑制胃酸分泌的药物，如奥美拉唑。

上腹胀闷不适，偶有反酸或餐后饱胀 多为消化不良，与胃酸负荷增加、胃动力减退及消化酶分泌减少有关，因此应食用精工细作、细软可口、易消化的食物，同时服用促胃动力药、补充消化酶。

中下腹胀伴排便次数增加、排气（放屁）频繁 多为结肠功能紊乱（肠易激综合征），应减少豆类、洋葱、大蒜等食物的摄入，增加酸奶的摄入。

中下腹胀伴便秘 应增加蔬菜、水果的摄入，建议每天摄入蔬菜、水果 500~750g，同时少量多次饮水，养成早晨起床后适当运动、早餐后排便的习惯。

老年男性出现下腹胀伴排尿减少或排尿滴沥 很可能是尿潴留，可通过按摩、热敷小腹以及让患者听流水声等措施促进排尿。

需要特别强调的是，当采用前述措施 3~5 天腹胀仍无明显改善时，应及时到消化科就诊。当腹胀严重并伴有明显腹痛、发热、呕吐、贫血、腹部肿块时，应马上急诊就诊。

（庄　艳　郑松柏）

5. 老年人得了"**疝气**"
应该怎么办

不少老年男性会在腹股沟（小腹和大腿根部之间）出现包块，在站立、咳嗽、用力屏气时包块增大，而平卧时包块缩小或消失，这就是腹股沟疝，俗称"疝气"。那么，老年人得了疝气应该怎么办？

 专家说

老年人是腹股沟疝的好发人群。随着年龄的增加，腹股沟管内环弹性纤维退化，这个区域就变得薄弱，同时老年人患有多种慢性病，如慢性支气管炎、前列腺增生及慢性便秘，会使腹内压力增高，于是腹腔内

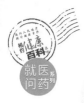

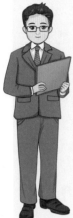

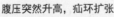

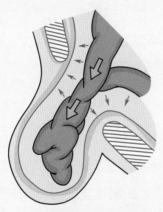

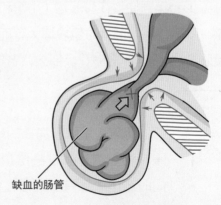

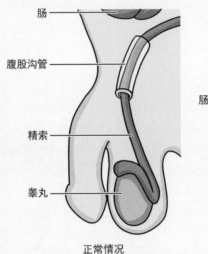

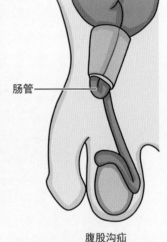

的肠管等就从腹股沟这个薄弱区域凸出来，形成半球状或球状包块，即所谓的"疝气"。疝气是老年人的常见病，一般认为这是小病，不碍事，但如果处理不当，会造成肠管卡顿、坏死而危及生命。得了疝气，应该注意以下几点。

肠

腹股沟管

精索

睾丸

正常情况

肠管

腹股沟疝

缺血的肠管

腹压突然升高，疝环扩张

疝环回缩，小肠嵌顿

积极治疗慢性病 防止腹压增加、疝气持续加重。

应用疝气带或者疝托 疝气带或者疝托可防止疝气突出，缓解疝气导致的腹痛、腹胀等症状。

尽早就医 疝气属于普外科疾病，不少医院设有"疝中心"专门诊治这类疾病。疝气一般只会逐渐加重，不会自愈，手术是唯一的根治方法。传统的疝修补术复发率较高，近20年来，疝修补术逐步完善，采用的补片材料相容性好，术后疝气复发率低，治疗费用也不高。

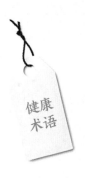

健康术语

疝 体内某个器官或组织离开其正常解剖部位，通过先天或后天形成的薄弱点、缺损或孔隙进入另一个部位，称为疝。

腹外疝 腹腔内组织或器官通过腹壁筋膜的薄弱或缺损所形成的异常隆起。这些缺损最常见于腹前壁，特别是一些薄弱区域，如腹股沟区、脐部、手术切口，以腹股沟区的疝最常见。

嵌顿疝 疝内容物（如肠道）卡在疝环，不能回纳，但尚未发生缺血坏死。

绞窄疝 嵌顿疝继续发展，疝内容物出现供血障碍，引起缺血坏死。

（庄　艳　郑松柏）

肝胆胰疾病

6. 老年人得了**脂肪肝**怎么办

简单地讲，脂肪肝是指过多的脂肪堆积在肝脏，导致部分肝细胞脂肪变性的一种慢性肝病，是目前全球最常见的慢性肝病，并且在中老年人中发病率最高。那么，老年人得了脂肪肝会有哪些危害、应该如何预防和治疗脂肪肝呢？

脂肪肝的危害

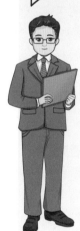

脂肪肝由轻到重的演变趋势为：单纯性脂肪肝、脂肪性肝炎、脂肪性肝硬化、肝癌。单纯性脂肪肝在临床上最常见，占脂肪肝的 95% 以上，仅在 B 超或 CT 等检查时提示肝脏存在脂肪浸润，血清谷丙转氨酶等正常，危害不大。血清谷丙转氨酶等肝脏受损指标增高，便是脂肪性肝炎；血清谷丙转氨酶等指标增高、肝纤维化指标增高、白蛋白等肝脏合成指标降低，便属于脂肪性肝硬化，之后可能发展成肝癌。临床上，由脂肪肝发展为肝癌的非常少见，但的确存在。

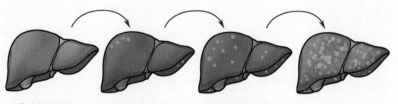

单纯性脂肪肝　　脂肪性肝炎　　脂肪性肝硬化　　肝癌

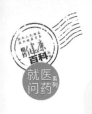

脂肪肝的预防

老年人应正确认识脂肪肝。脂肪肝虽然很常见，但是任其发展便可能造成严重后果。幸运的是，脂肪肝可防可治，绝大多数患者预后良好。

管理好体重　通过合理膳食、控制总热量摄入和适当运动（俗称"管住嘴、迈开腿"）将身体质量指数维持在理想状态（ BMI $20.0{\sim}23.9kg/m^2$），并纠正腹型肥胖；控制腹围（男性腹围＜90cm，女性腹围＜85cm ）。

禁酒

积极治疗糖尿病

合理用药　慎用肝损伤风险较大的药物。

脂肪肝的治疗

单纯性脂肪肝　无须就医、无须服药，日常生活中要禁酒、管住嘴、迈开腿，将体重和腹围控制在合理范围内。

脂肪性肝炎、脂肪性肝硬化　患者必须就医，建议到肝病科或消化科就诊，在专科医生的指导下进行系统、规范治疗。

（庄　艳　郑松柏）

7. 如何尽可能避免
药物性肝损伤的发生

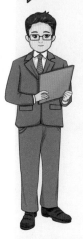

俗话说"是药三分毒",不仅药物本身及其代谢产物对肝脏有直接毒性作用,导致肝细胞损伤,机体对药物的过敏反应也是造成药物性肝损伤的主要病因。那么应该如何尽量避免药物性肝损伤呢?

专家说

药物性肝损伤是指由化学药品、生物制品、中成药等按处方药或非处方药管理的药品,以及中药材、天然药物、保健品、膳食补充剂等产品,或其代谢产物乃至其辅料、污染物、杂质等所导致的肝损伤。老年人可以通过以下原则尽量避免药物性肝损伤。

1. 不吃来路不明、成分不清的药品、保健品、补品、土方,应该到正规的中医院或中药店购买中药。

2. 严格按医嘱或说明书服用药物　如果是医院开的处方药,务必和医生确认好用法、剂量和疗程,按医嘱定期复查。如果是非处方药,务必按照说明书或药店药师的建议服用。

3. 认识肝损伤早期表现,定期复查肝功能,早期发现,及时就诊　没力气、恶心、腹部不适、胃口变差等往往最早出现,还会有皮肤变黄、眼睛变黄、尿

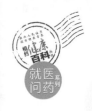

液变黄等表现。值得注意的是，药物性肝损伤的临床表现并不特异，容易被大众当成"吃坏肚子""胃病"等而耽误就诊。如果家人或朋友长期服用药物之后出现上述表现，一定要提醒他及时去肝病科或消化科就医检查。

（蒋　安）

8. 老年**肝硬化**患者
如何进行生活调理

随着年龄的增长，很多肝硬化患者会出现食欲不振、腹胀、消瘦、下肢水肿、牙龈出血、皮肤黄染等一系列表现，会严重影响老年肝硬化患者的生活质量。那么老年肝硬化患者应该如何进行生活调理呢？

老年肝硬化患者的生活调理，大致可分为五点。

治疗原发肝病　国人的肝病多由乙肝肝硬化引起，此类患者应该在肝病科或消化科就诊，由医生制订抗病毒治疗方案。目前的抗病毒治疗明显降低了发生重

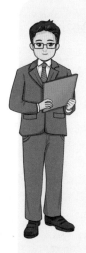

症肝炎的风险，延迟甚至避免了肝癌的发生。对于丙肝，由于药物的进步，丙肝病毒甚至可以被清除，丙肝治疗效果出现显著改善。对于其他类型的肝硬化，如脂肪肝、自身免疫性肝炎所致肝硬化，都需要在治疗原发病的基础上每 3~6 个月门诊复查，防止出现病毒反弹，治疗门静脉高压症并早期发现肝癌。

注重饮食调养　肝硬化伴有食管-胃底静脉曲张的患者，如果确定存在门静脉高压，则应进软食、细嚼慢咽，不应进过热的食物。饮食要遵照"软、慢、凉"的特点。饮食组成也要注意：合理摄入蛋白质，摄入足够的碳水化合物，适当食用瘦猪肉、牛肉、蛋类、鱼类等含锌量较多的食物，多食用绿叶蔬菜、豌豆、乳制品和谷类，多吃一些富含维生素的食物，适当补充枸杞多糖、黄酮类、芦丁、生物碱等。

严格控制烟酒　肝脏是酒精代谢的唯一场所，若肝硬化患者继续饮酒，就会加重肝脏负担，使肝病恶化；香烟中的焦油、尼古丁、一氧化碳等有毒成分，通过肺部吸收后，也会通过血液循环在肝内代谢，这样不仅增加肝脏负担，还对肝脏产生直接的毒性作用，可能使肝硬化向着肝癌的方向发展。

保持充足的睡眠　对于肝病患者而言，熬夜不但不利于肝脏的自我修复，还会加速肝细胞受损速度。

适量运动　肝硬化早期应进行适量运动，一般以

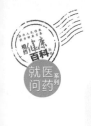

有氧运动为主，如慢跑、散步、打太极、游泳、骑行，但切勿做超负荷的体力活动，太过劳累会间接增加肝细胞的负担。若肝硬化已经进入失代偿期，最好以卧床休息为主。

（蒋 安）

9. 老年**胆囊炎**、**胆结石**患者应该如何安排**饮食**

大部分胆石症患者无明显症状，常通过体检发现。部分患者表现为右上腹隐痛、厌食油腻食物、腹胀、消化不良等。胆囊内结石一旦堵塞致胆汁无法排出，就会导致胆绞痛，表现为右上腹剧烈阵痛，且发作会越来越频繁。胆结石还可能发展为梗阻性胆管炎。暴饮暴食、进食油腻食物是胆石症的常见诱因。那么老年胆囊炎、胆结石患者应该如何安排饮食呢？

专家说

老年胆囊炎、胆结石患者不能吃高脂肪、高胆固醇的食物，如鸡蛋黄、肥肉、动物内脏、高汤；不能吃易产生气体的食物，如马铃薯、甘薯、豆类、洋葱、萝卜、汽水饮料，以及酸性果汁、咖啡、可可；不能

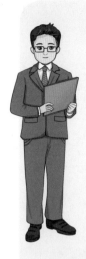

吃辣椒、芥菜等具有强烈刺激性的食物，忌咖啡、咖喱、浓茶，烟、酒等。饮食应清淡，不暴饮暴食，烹调食物少煎炸，多采用煮、炖、清蒸的方式。推荐患者选择鱼、瘦肉、奶类、豆制品等含优质蛋白且胆固醇含量相对不太高的食物，控制动物肝、肾、脑等的摄入。保证新鲜蔬菜、水果的供给，绿叶蔬菜可提供必要的维生素和适量的膳食纤维，更应保证。酸奶、糙米等食物也对胆石症患者有利。

有症状的胆结石患者应及时在肝胆外科或普通外科检查。胆石症多采用微创手术治疗，损伤小，若可行，则建议早期手术。此外，胆囊结石、胆管结石也是胆囊癌、胆管癌的致癌因素，多年的结石刺激容易诱发癌变，早期切除是防止癌变的较好选择。

（蒋 安）

10. 为什么老年人**暴饮暴食**容易诱发**急性胰腺炎**

伴随着短视频的兴起，各类"吃播"博主收获了大量粉丝，殊不知"暴饮暴食"的背后隐藏着巨大危机。暴饮暴食引发急性胰腺炎的

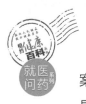

案例屡见不鲜，尤其是在老年群体中。那么，为什么老年人暴饮暴食易诱发急性胰腺炎呢？

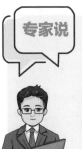

专家说

胆石症、酒精和高脂血症是中国非常常见的急性胰腺炎病因，约占70%以上，通常是由于胰管堵塞、胰酶激活，胰酶消化胰腺及其周围组织并继发一系列器官功能障碍所致。

正常情况下，在胰腺内的胰酶是没有活性的酶原形式，在肠道内被胆汁和肠液激活才具有消化分解功能。激活的胰酶对食物具有很强的消化能力。同样，激活的胰酶对腹腔内的脏器也具有强烈的腐蚀性。胰腺炎的发生与胰酶提前在胰腺内被激活有着直接关系，常因胆结石阻塞胆胰管共同通道，饮酒、呕吐导致胃肠蠕动紊乱，肠液或胆汁逆流、胰液排出受阻，继发炎症、出血、坏死、感染等，引发一系列连锁反应。

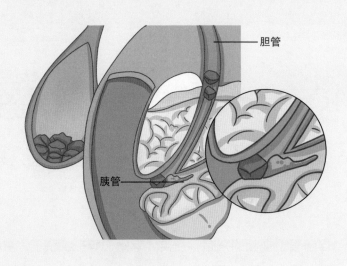

胆管

胰管

急性胰腺炎　暴饮暴食　饮酒　腹痛

胆石症在正常人群发病率随着年龄的增加而逐渐增高，故胆石症在老年人中比较常见。胆石症患者在不恰当的饮食，特别是高脂肪、油腻饮食以及饮酒、暴饮暴食之后，容易出现急性胆绞痛、胆囊炎，甚至合并胆管结石、胆管炎的可能，而这些胆道系统疾病容易诱发急性胰腺炎。

　　老年人消化能力相对较差，胰腺的内外分泌功能都会逐渐下降，容易出现糖尿病、胃肠排空障碍，所以暴饮暴食更容易增加十二指肠反流，以及胰腺的负担而引起急性胰腺炎。

　　暴饮暴食容易诱发急性胰腺炎，不仅在于老年人，在年轻人中也比较常见。暴饮暴食既增加了胰腺的负担，特别是酒精会引起十二指肠乳头括约肌痉挛，引起胰液反流，增加胰酶自我消化胰腺的可能性，提高急性胰腺炎的发病率。老年人饮食不能随着环境或心情随意增减，每顿七成饱最好，要避免暴饮暴食。如果出现腹痛，应该及时就诊肝胆外科或消化内科，针对可能发生的胰腺炎进行诊治。

（蒋　安）

三

胃炎、
胃溃疡

11. 老年人应该如何预防和治疗
幽门螺杆菌感染

关键词

幽门螺杆菌是一种革兰氏阴性螺旋状杆菌，在人群的感染率很高。据报道，20 世纪 80 年代我国幽门螺杆菌感染率高达 65%，经过近 30 年的努力，人群感染率降至 20%~40%，但仍然很高。幽门螺杆菌感染和胃炎、消化性溃疡、胃癌等多种疾病相关，老年人应该如何预防和治疗幽门螺杆菌感染呢？

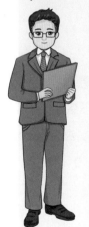

专家说

幽门螺杆菌感染的途径是口 - 口和粪 - 口传播，因此做好饮食卫生是关键，一是提倡分餐制，使用公筷公勺；二是做好餐具消毒；三是注意手卫生；四是摒弃不卫生的口 - 口小儿喂养习惯；五是建议家庭共治。

幽门螺杆菌由于其特殊的寄生部位（胃的黏液层下、胃上皮的表面），不是简单口服 1~2 种抗菌药就可以的，需要专业医生规范治疗，目前国内外推荐四联方案，即质子泵抑制剂 + 铋剂 +2 种指定的抗菌药，老年人的疗程以 10 天为宜。首次治疗的规范性是成功根除幽门螺杆菌的关键，因此建议到 2 级及以上医院消化科就诊接受规范治疗。虽然老年人对治疗药物的耐受性相对较差，但由于常用于根除幽门螺杆菌的药物安全性高、病程不长（10~14 天），所以大多数老年

胃炎 胃癌 公筷公勺

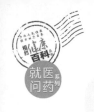

人能够耐受。

幽门螺杆菌感染没有自愈性，一旦感染伴随终身，仅依靠中药与保健品无法根除。幽门螺杆菌感染一旦根除，保护性抗体可持续存在 10 年以上，对患者有一定的保护性，5 年内再感染率在 5% 以下。

（庄　艳　郑松柏）

12. 为什么要定期复查
慢性萎缩性胃炎

我国是萎缩性胃炎患病率较高的国家，萎缩性胃炎患病率与胃癌的发病率呈正相关。2014 年，中华医学会消化内镜学会调查了 8 897 例胃镜证实慢性胃炎患者，结果显示其中病理慢性萎缩性胃炎诊断率为 25.8%，肠化生（胃黏膜表现为肠黏膜特征）为 23.6%、不典型增生为 7.3%。那么慢性萎缩性胃炎需要定期复查吗？

慢性萎缩性胃炎是慢性胃炎的一种类型，表现为胃黏膜上的腺体萎缩，常伴有向肠黏膜特征的转变及

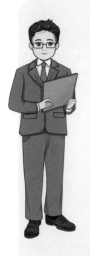

炎症反应，其诊断主要依靠胃镜发现和胃黏膜活组织病理检查。随着年龄的增长，本病的发生率增高，病变程度也逐渐加重。

动脉硬化、胃血流量不足、烟酒茶嗜好等，都容易损害胃黏膜的屏障功能，引起慢性萎缩性胃炎。发生萎缩性胃炎时，胃黏膜萎缩而被肠的上皮细胞取代，即肠化生，随后演变为胃黏膜细胞不典型增生，重度的不典型增生可以导致胃癌。临床表现仅为上腹饱胀、嗳气、胃纳减退等消化不良症状，严重时出现胃痛，并可致贫血。内镜检查及活检是确诊本病的唯一手段。

幽门螺杆菌感染是引起萎缩性胃炎的常见原因。此菌能在胃酸环境下生存，破坏胃黏膜，诱发胃癌。它的检测方法很简单，单纯的尿素呼气试验或抽血检查就可诊断，经过2周的四联方案治疗，多数患者的幽门螺杆菌可以被杀灭，除菌后多数患者的胃部不适症状明显改善，萎缩性胃炎和胃癌的发生率降低。

我国是胃癌的高发地区，而萎缩性胃炎是胃癌的独立危险因素，也是上皮内瘤变发生的基础和背景。萎缩性胃炎患者年胃癌发生率为0.1%~0.5%，而在我国萎缩性胃炎的癌变率为2.55%。与无萎缩情况相比，萎缩性胃炎的胃癌发生风险提高了5.73倍；且萎缩的程度和范围越大，胃癌的发生风险越高，全胃萎缩的患者胃癌发生风险增加4.5倍。

治疗上，慢性萎缩性胃炎发病缓慢、病势缠绵，萎缩、肠化生和异型增生的黏膜恢复为正常胃黏膜的可能性比较小。一些慢

幽门螺杆菌　胃癌　萎缩性胃炎　肠化生

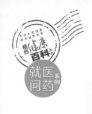

性萎缩性胃炎患者可在无明显症状的情况下发展为胃癌，而早期胃癌比进展期胃癌治疗效果好很多，甚至可以在胃镜下切除。因此，慢性萎缩性胃炎患者应定期复查，早期切除胃息肉，清除幽门螺杆菌。

（蒋　安）

13. 为什么**胃不好**的患者要慎用**阿司匹林**

阿司匹林不仅是必备的护心良药，还能退热止痛，好处很多，使用很广泛。但十全十美的药物是不存在的，阿司匹林也不例外。为什么胃不好的患者要慎用阿司匹林呢？

阿司匹林是一种非甾体抗炎药，具有解热、镇痛、抗风湿作用，其作用机制是通过抑制环加氧酶活性，减少机体前列腺素的合成，而后者是发热、疼痛、炎症反应的直接因素之一。因此，阿司匹林具有镇痛、解热、抗炎、抗血小板的作用。这种药理特性，导致对机体胃黏膜有利的那一部分前列腺素生成也被抑制，

关键词

阿司匹林　胃黏膜　幽门螺杆菌

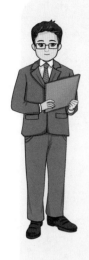

使胃黏膜屏障功能削弱，容易导致胃黏膜充血水肿、糜烂、溃疡、出血。胃不好的患者服用阿司匹林后，可能对胃黏膜造成刺激，导致胃酸分泌过多，加重胃黏膜损伤。因此在服用阿司匹林之后，可能出现消化不良、胃灼热不适、恶心呕吐等不良反应。严重者甚至会出现胃溃疡和胃出血。因此，服用阿司匹林可以尝试使用肠溶片，并且饭后服用，以降低胃黏膜损伤。服用阿司匹林 3 个月时胃黏膜损伤达到高峰，12 个月内是消化道损伤的多发阶段，12 个月后消化道损伤发生率虽然有所降低，但仍然明显高于普通人群。所以，在此时间段应该更关注胃部症状，有不良反应就及时就医。

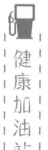

健康加油站

需要长期服用阿司匹林的患者
如何防止胃肠道损伤

幽门螺杆菌检查　幽门螺杆菌、胃酸、阿司匹林都是重要的胃黏膜损伤因子，两者叠加会加重胃黏膜损伤。在 2017 年的《第五次全国幽门螺杆菌感染处理共识》中明确指出：计划长期服用非甾体抗炎药（包括低剂量阿司匹林）之前必须根除幽门螺杆菌。

胃镜检查　胃镜检查的目的是了解患者当前的胃病情况，有无胃十二指肠糜烂或溃疡，以评估使用阿司匹林的患者消化道出血的危险等级。若胃镜检查明

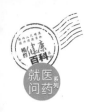

确患者有胃十二指肠糜烂或溃疡，必须先予以药物治疗，常用质子泵抑制剂联合胃黏膜保护剂治疗 2~3 个月。溃疡明显者，应在服药后复查胃镜，确保在溃疡呈白色瘢痕愈合后才能考虑用药。

（蒋 安）

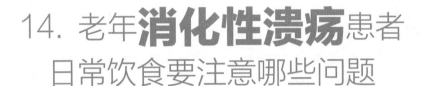

14. 老年**消化性溃疡**患者日常饮食要注意哪些问题

消化性溃疡患者容易出现上腹部胀痛、厌食、食欲不振、恶心、呕吐等症状，同时还会伴随反酸。老年消化性溃疡患者日常饮食要注意哪些问题呢？

规律饮食 不规律饮食可能导致胃酸和胃黏膜表面的黏液分泌节律紊乱，从而加重消化性溃疡。老年消化性溃疡患者饮食应该定时定量，少量多餐，不宜过饱，细嚼慢咽，避免餐间吃零食，睡前不宜进食。

适宜饮食 应以清淡、易消化、富有营养、松软、流质的食物为主，如鸡蛋、豆浆、米粥、馒头、面包、面条、鱼类，有助于促进溃疡面修复。鼓励患者进食

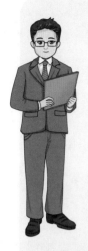

正常或高膳食纤维饮食，蛋白质和脂肪摄入量要适当控制。

禁忌饮食 应避免摄入粗糙、过冷、过热、油炸、辛辣的食物以及过酸的水果、浓茶、咖啡、各种酒类、牛奶等。刺激性食物入胃肠道之后会直接对胃黏膜造成损伤，特别是有消化性溃疡的老年人病情会加重，甚至还会形成新的溃疡，过度食用此类食物会降低机体的免疫力，增加并发症的发生风险。

清洁饮食 饮食要注意卫生，不吃变馊、变质的饭菜，吃水果等要清洗干净。

不要吸烟、饮酒 吸烟、饮酒对胃黏膜的伤害比较大，尤其是酒精会直接刺激胃黏膜，导致黏膜受损、溃疡恶化。

另外，还要提醒老年患者，消化性溃疡具有较大的恶变风险，在发现溃疡后首先进行胃镜下活检判断是否存在恶变，如果没有恶变，应积极治疗并遵医嘱定期复查，预防复发。

（蒋 安）

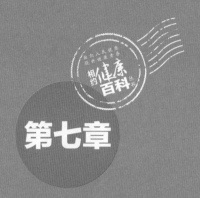

第七章

老年运动系统疾病

一

老年运动系统症状

1. 老年人**下肢发凉**是怎么回事

随着岁月的流逝，许多老年人常陷入一种看似微小却深刻的困扰——下肢发凉。他们或许会在夜晚感到脚趾仿佛沐浴在寒冷的冰水中，或许会在冬季寒冷的日子里无法摆脱下肢持续的冰凉感。老年人下肢发凉是怎么回事呢？

引起老年人下肢发凉的常见原因主要包括以下几类。

血液循环问题　随着年龄增长，血管弹性降低，血液流动减缓，导致下肢血流量减少，进而引起发凉感。

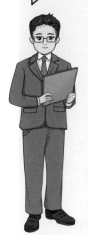

动脉硬化　老年人动脉壁可能发生硬化，造成动脉狭窄，影响到下肢的血液供应，导致下肢发凉。

神经系统问题　随着年龄的增长，神经系统功能逐渐减弱，特别是末梢神经。这可能导致对温度变化的感知减弱，增加下肢发凉的可能性。

慢性病　一些慢性病，如糖尿病、血管疾病和神经系统疾病，可能影响下肢的血液供应和神经功能，引起发凉感。

药物不良反应　老年人因为各种疾病的影响需要

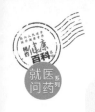

服用多种药物，一些药物可能引起血管收缩或影响神经传导，从而导致下肢感觉异常。

寒冷环境　老年人对温度变化的适应能力可能较差，特别是在寒冷的环境中，下肢更容易感到发凉。

缺乏运动　缺乏运动可能导致血液循环减缓，影响下肢的血液供应，增加感到发凉的可能性。

脱水　老年人容易出现脱水，这可能影响到血液黏稠度，使血液更加浓稠，导致血液循环减缓，进而引起下肢发凉。

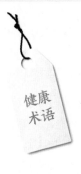

动脉硬化　动脉硬化是一种动脉非炎症性病变，可使动脉管壁增厚、变硬，失去弹性、管腔狭窄。动脉硬化是随着年龄增长而出现的血管疾病，通常在青年期发生，至中老年期加重、发病。

（高曙光　雷光华）

2. 老年人如何防治**膝关节痛**

许多老年人面临着一个共同的敌人——膝关节痛。在日常生活中，这种疼痛可能影响到走路、上下楼梯等活动，给生活带来一定的不便。老年人应该如何防治膝关节痛呢?

老年人膝关节痛的防治涉及多个方面,以下是一些常见的方法。

生活方式和日常习惯

保持适当体重　控制体重对减轻膝关节负担非常重要。体重过重会增加关节的磨损,加剧疼痛。

正确的姿势和动作　学会正确的姿势和动作,如减少弯腰、蹲起运动,上厕所使用坐便器等,避免过度使用膝关节。

合理安排活动　避免长时间保持同一动作,定时站立、行走,防止关节僵硬。

运动疗法

低冲击性运动　选择适合老年人的低冲击性运动,如游泳、骑自行车、散步、太极拳,有助于增强肌肉力量、改善关节的灵活性。

力量训练　加强膝关节周围的肌肉,特别是大腿肌群的锻炼,可以为膝关节提供更好的支持,减轻关节负担。

柔韧性训练　进行适当的拉伸和柔韧性训练,如瑜伽,有助于维持关节的灵活性。

关键词

关节疼痛 关节僵硬

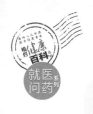

药物治疗

非甾体抗炎药 布洛芬等非处方药可以缓解关节炎引起的疼痛和炎症。

镇痛药 考虑使用镇痛药，但所有的药物治疗均应在医生的指导下使用。

物理疗法

物理治疗 专业物理治疗师可以通过锻炼、按摩、热敷和冷敷等手段帮助缓解疼痛和改善关节功能。

辅助器具 使用膝关节支架、拐杖或助行器等辅助工具，以减轻关节的负担。

饮食疗法

Omega-3 脂肪酸 食用富含 omega-3 脂肪酸的食物，如鱼类，有助于减轻炎症。

维生素和矿物质 保证足够的维生素 D 和钙的摄入，有助于骨骼健康。

（高曙光　雷光华）

骨关节炎

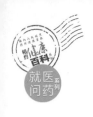

3. 老年人如何预防**腱鞘炎**

在工作中经常会遇到这样的患者，手指活动时疼痛，甚至有弹响，严重影响日常生活，这种情况就是我们平常所说的腱鞘炎。腱鞘炎是指腱鞘（包裹在肌腱周围的保护性组织）的炎症。

专家说

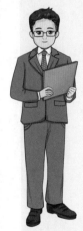

腱鞘是包绕肌腱的双层管状结构，内部含有少量滑液。腱鞘具有保护、润滑作用，正常肌肉活动时，肌腱可以在套管内自由滑动。当长期反复活动引起肌腱与腱鞘过度摩擦，导致腱鞘充血、水肿、增厚、局部狭窄，严重时导致局部疼痛或者活动受限，就出现了腱鞘炎。手指僵硬、疼痛，关节弹响、包块等是腱鞘炎的典型表现。

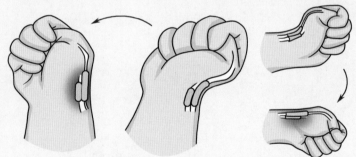

老年人可以采取以下措施预防腱鞘炎。

保持适度活动 规律的运动有助于改善关节周围的血液循

环，减轻肌腱的压力，如腕关节活动、握拳松拳、手掌手指反压等放松手部肌腱。

正确的姿势和体位　在日常活动中保持正确的姿势和体位对于预防腱鞘炎十分重要。特别是在长时间使用计算机、手机或其他电子设备时，要保持良好的姿势。

适当休息　给肌肉和关节充分的休息时间是预防腱鞘炎的关键。在进行重复性工作或活动后，确保有足够的休息时间，以减轻肌腱的压力。

逐渐增加活动强度　如果计划开始新的运动或活动，应该逐渐增加强度和时间，而不是突然进行剧烈运动，这可以帮助肌腱适应新的负担。

使用支持性设备　在必要时使用支持性设备，如手套、手腕支撑或其他适当的辅助器具，以减轻肌腱的负担。

保持适当的营养　良好的营养有助于维持肌腱和关节的健康。确保膳食富含维生素、矿物质和足够的蛋白质。

定期体检　定期进行身体检查，尤其是关节和肌腱部位，以及在有任何不适或疼痛时及时咨询医生。

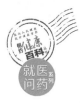

老年人如何预防腱鞘炎

（高曙光　雷光华）

关键词

骨质增生　骨刺　骨赘

4. 骨质增生"青睐"哪些老年人

　　骨质增生，又称骨刺或骨赘，是一种常见的骨骼疾病，主要表现为骨骼边缘部位的骨组织增生形成。

专家说

　　随着年龄的增长，骨骼系统逐渐发生变化，导致骨质增生的发病率相对较高。骨质增生主要影响老年人，尤其是老年女性。以下因素会使老年人更容易受到骨质增生的影响。

　　年龄因素　随着年龄的增长，骨骼系统的密度和弹性逐渐下降，容易发生骨质增生。一般来说，老年

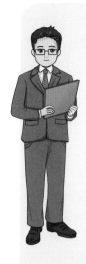

人更容易受到这种骨骼问题的困扰。

性别差异 女性在更年期后，由于激素水平的变化，骨密度减少的速度较快，因此老年女性更容易患上骨质增生。

家族遗传 如果家族中有人患有骨质增生或其他骨骼问题，个体患病的风险可能增加。家族遗传因素在老年人中的影响较为显著。

生活方式 缺乏运动、不良饮食习惯、长期处于同一姿势或过度使用某些关节，都可能增加老年人患上骨质增生的风险。

营养不均衡 缺乏足够的营养，尤其是缺乏钙和维生素 D，会影响骨骼健康，增加骨质增生的发生率。

慢性病和药物 患有某些慢性病，或者长期使用某些药物，可能对骨密度产生不利影响，从而增加骨质增生的风险。

需要注意的是，尽管老年人更容易受到骨质增生的影响，但通过良好的生活习惯、适度运动、合理饮食以及及时的医学干预，可以有效预防或减缓骨质增生的发展。综合性健康管理对老年人来说至关重要。

（高曙光　雷光华）

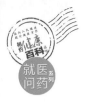

5. **骨质增生**的老年人日常生活中要注意什么

骨质增生主要由于骨骼老化、退化、骨质疏松引起。老年人需要在日常生活中采取一系列措施，以维护骨骼健康，减轻症状，提高生活质量。

适度的运动对维持骨密度和关节灵活性至关重要。骨质增生并非不可避免，通过合理的运动，可以减缓其发展。良好的姿势也很关键，正确的坐立和行走姿势有助于减轻关节负担，降低不适感。控制体重、均衡饮食同样是预防骨质增生的重要措施，钙和维生素D的摄入量要得到足够的关注。老年人应该根据自身情况制订合适的运动计划和饮食方案，并定期进行身体检查，及早发现和处理潜在问题。

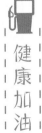

健康加油站

预防骨质增生日常生活中要注意什么

适度运动　运动对于保持骨骼健康非常重要。适度的有氧运动，如散步、游泳或骑自行车，可以增强骨密度、灵活性和平衡感，减缓骨骼的老化过程。

保持良好的姿势　注意保持正确的身体姿势，特别是在坐立和行走时。正确的姿势有助于减轻关节和骨骼的压力，减少不适感。

控制体重　维持适当的体重对减轻关节和骨骼的负担很重要。过重会增加关节的压力，加速骨骼老化的过程。

合理饮食　摄入足够的钙和维生素 D 对于骨骼健康至关重要。奶制品、鱼类、坚果和绿叶蔬菜是良好的钙和维生素 D 的来源。

避免过度使用关节　避免长时间保持同一姿势或进行过度的重复性活动，以减少关节磨损的风险。

穿着适合的鞋子　穿着合适的鞋子有助于维持良好的步态和平衡感，减轻脚部和腿部的不适。

定期体检　定期进行身体检查，特别是关节和骨骼方面的检查，以及时发现和处理潜在的问题。

药物治疗　在医生的指导下，可能需要药物治疗来缓解疼痛和炎症。这些药物可能包括非甾体抗炎药或其他治疗骨关节疾病的药物。

在任何情况下，个体的健康状况和治疗方案都可能有所不同，因此最好在制订日常生活方式计划时咨询医生。医生可以根据患者的具体情况提供个性化的建议和治疗方案。

（高曙光　雷光华）

6. 老年**骨关节炎**患者
如何进行运动锻炼

随着年龄的增长，骨关节炎成为困扰许多老年人的常见问题。科学的运动锻炼不仅有助于维持关节健康，还能提升生活质量。老年人应该如何科学运动呢？

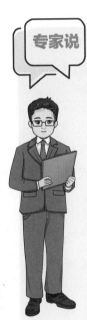

关键词

关节疼痛　关节僵硬　活动受限

专家说

对于老年骨关节炎患者，合适的运动方式是维护关节健康的关键。有氧运动，如缓步散步、太极拳、游泳和骑自行车，有助于改善心肺功能，同时减轻关节冲击。在力量训练方面，建议使用轻负荷的适度练习，特别关注关节周围的肌群。康复运动计划则可以根据患者的特定症状和需求进行个性化调整，关键在于渐进和适度，以确保运动的安全性和效果。

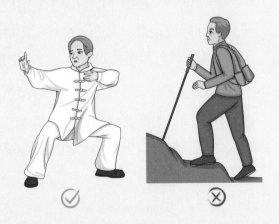

老年骨关节炎患者在进行运动锻炼时需要特别注意，因为合适的运动可以帮助维持关节灵活性、强化肌肉支撑，减轻疼痛，但不当的运动可能加重症状。在开始任何运动计划之前，最好咨询医生或专业的康复医疗团队，以确保选择的运动适合患者的具体状况。以下是老年骨关节炎患者可以考虑的一些运动。

有氧运动

散步　缓慢而稳定地散步是老年人的理想选择。选择平坦的地面，避免在不平整的路面上行走，以减少关节的冲击。

游泳　是一种低冲击的全身性运动，有助于加强肌肉、改善心肺功能，同时减轻关节的负担。

骑自行车　是一种低冲击的有氧运动，可以帮助提高关节的灵活性和稳定性。

伸展运动

瑜伽　瑜伽中柔和的伸展动作可以增强肌肉的灵活性，同时深呼吸有助于放松身体。

太极拳　太极拳缓慢而流畅的动作有助于提高身体的平衡感，同时减轻关节压力。

力量训练

轻度力量训练　使用轻负荷进行适度的力量训练，可以更好地支持关节并提高关节的稳定性。

弹力带练习　可以用于进行轻度力量训练，适用于老年人，

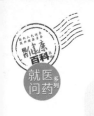

对关节冲击较小。

康复运动

寻求专业康复医疗团队的帮助，制订个性化康复运动计划，针对患者的特定症状和需求进行调整。

分段运动和休息

分段运动 将运动分成短时间段，避免长时间连续性运动，以减轻关节的负担。

休息和放松 在运动之后应该适当休息，并使用冷热敷或按摩等方式帮助舒缓关节和肌肉。

在进行运动时需要特别留意身体的信号，如疼痛、不适或肿胀。如果出现这些症状，应立即停止运动并咨询医生。

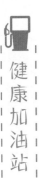

健康加油站

骨关节炎有哪些早期表现

骨关节炎是一种慢性关节炎，通常随着年龄的增长而发展。早期骨关节炎可能没有明显症状，或者症状较轻微。一些常见的早期表现如下。

关节疼痛 早期可能感到轻微疼痛，尤其在活动后，而休息时疼痛可能减轻。

关节僵硬 早晨或长时间静坐后，可能感到关节僵硬。这种僵硬感通常在活动后逐渐减轻。

关节肿胀　关节周围的软组织可能轻度肿胀，导致关节胀痛和沉重。

活动受限　关节疼痛和僵硬可能导致活动受限，尤其是在关节最初运动时。

关节发出响声　在关节运动时可能听到咯吱声、爆裂声或摩擦声，这是由于软骨磨损引起的。

这些早期表现可能呈现渐进性，随着疾病的演变逐渐加重。需要注意的是，老年人可能误将这些早期表现归因于年龄而迟迟不去就医，导致疾病恶化。因此，认识疾病以及早期的诊断和治疗对于缓解症状、提高生活质量非常重要。

老年骨关节炎患者如何进行锻炼

（高曙光　雷光华）

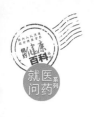

7. **类风湿关节炎**是
骨关节炎吗

谈及关节炎时，大家通常提到两种类型，即类风湿关节炎和骨关节炎。它们是老年人中较为常见的两种关节炎类型，尽管它们在症状上有很多相似之处，都会对关节产生影响，但实际上却是两种不同的关节疾病。

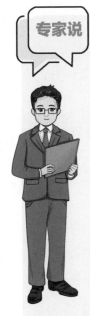

专家说

类风湿关节炎 是一种自身免疫性疾病，其主要特征是慢性关节炎症，是由于免疫系统错误攻击身体关节导致滑膜炎症，最终损害关节软骨。类风湿关节炎主要影响小关节，如手指、手腕和脚趾，但也可以波及大关节，有较为明显的对称性，即两侧相对称的关节会同时受到影响。同时，类风湿关节炎也可导致全身症状，如疲劳、发热和体重下降。

骨关节炎 是一种慢性的、与年龄相关的关节疾病。骨关节炎主要由于关节软骨的磨损和损伤所致，这会导致骨头之间的直接接触，从而引起疼痛、肿胀和关节功能受损。疼痛通常在活动后加重，而休息可以缓解。骨关节炎的病程较为缓慢，最终可发展为关节畸形。该疾病主要影响大关节，如膝关节、髋关节和脊椎。

"四看"巧妙鉴别骨关节炎与类风湿关节炎

看年龄 骨关节炎从根本上来说就是关节软骨的"衰老",患者多为中老年人,50岁以上的人群中有近一半患有骨关节炎,且年龄越大,骨关节炎的患病率越高,女性患病率略高于男性。类风湿关节炎可以发生于任何年龄,80%发病于35~50岁,女性患者约是男性患者的3倍。

看部位 骨关节炎主要累及负重的大关节,如膝关节、髋关节、脊柱,而且常单侧起病。类风湿关节炎可累及全身多个关节,较常见为手部的小关节和腕关节,其次可累及肩、肘、膝等大关节,而且多呈现对称性,即双侧多关节同时起病。

看症状 两种关节炎都可以表现出疼痛、关节僵硬等症状,但症状在细节上有些不同。骨关节炎的疼痛,多与行走、活动或劳动有关,活动后疼痛加重,通过休息疼痛能获得缓解。类风湿关节炎的疼痛多呈持续性,但时轻时重,即便不活动也能表现出明显的疼痛症状。类风湿关节炎常于早晨起床后感到关节及周围组织的僵硬感且持续时间较长,称为"晨僵"。

看医生 虽然骨关节炎与类风湿关节炎在发病年龄、部位以及症状方面都有所不同,但只靠这些进行诊断是远远不够的。出现明显的关节疼痛不适,还是需要尽早去医院,由医生进行专业的评估和诊疗。

（高曙光　雷光华）

三

颈椎病、
腰腿痛与
肩周炎

8. 如何自我判断**颈椎病**

老年人颈椎退变程度加重，如果同时存在长时间使用电脑、低头玩手机、枕头使用不当等不良因素，则颈椎病的发病率将会更高。老年人非常关注一个问题——如何自我判断颈椎病。

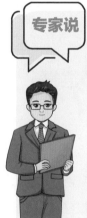

专家说

颈椎病可分为脊髓型、神经根型、椎动脉型、颈型、交感型及混合型，分型主要取决于哪些组织结构受到压迫，也决定于颈椎病的不同症状表现。以下介绍比较常见的 4 种类型的颈椎病。

脊髓型颈椎病　除了颈部疼痛、上肢放射痛、手指麻木外，还表现为手脚力气变差、麻木范围变大，甚至有走路踩棉花的感觉时，要警惕脊髓型颈椎病的发生。

神经根型颈椎病　除了颈部疼痛，还有疼痛向上肢放射的感觉，同时手指麻木，这种情况要警惕神经根型颈椎病的发生。

椎动脉型颈椎病　颈部虽然不痛，但经常头晕，甚至出现猛然回头后晕倒的情况，要警惕椎动脉型颈椎病的发生。

颈型颈椎病　颈部疼痛、僵硬，用手向上牵引头部能稍缓解，而将手放于头顶向下加压则更加不适，这种情况要警惕颈型颈椎病的发生。

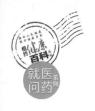

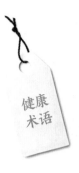

颈椎病 是因颈椎间盘退行性改变，导致颈部软组织和椎体动 / 静力平衡失调，产生椎间盘突出、韧带钙化和椎体骨质增生等病理变化，从而刺激或压迫颈部神经根、交感神经、脊髓和血管而出现的一系列症状和体征的综合征。

（姜 未）

9. 老年人如何预防**颈椎病**

颈椎病多来源于颈椎退变，但颈椎退变并不意味着一定会发展为颈椎病。有研究报道，60 岁以上人群颈椎退行性改变的发生率约为 86%，而颈椎病的发病率约为 37%。若希望自己不要从 86% 人群进展到 37% 序列，老年人应该如何预防颈椎病呢？

老年人预防颈椎病，要做好自我保健，大致可从以下几方面着手。

远离"低头族" 长时间低头可能引发颈椎生理曲度变形，失去其自有的弹性，进而容易造成颈部肌肉的慢性劳损以及颈椎的磨损退变。

选用合适的枕头 摒弃"高枕无忧"的错误观念，

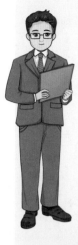

也要纠正不枕枕头的不良习惯。正确的做法应该是挑选一个软硬适当、高度刚好能够填满平躺时颈部后方与床之间空隙的枕头，至于枕头的材质，并无特殊要求。

保证睡眠质量　很多老年人会受到睡眠障碍的困扰，睡眠不足也会影响颈部肌肉放松，造成白天头晕、颈部不适等症状，因此建议在必要的情况下遵医嘱服用药物助眠。

注意避免受凉　颈椎长时间暴露在外，容易受到外界冷空气的影响，夏天空调长时间对着颈部吹，也可能诱发颈椎病急性发作，所以注意颈部保暖，避免颈部肌肉因低温而紧张也很重要。

避免暴力按摩　不少老年人会因颈部不适去按摩，按摩放松本来有益，但如果力度不当，或者手法不规范，可能适得其反。

正确的颈部锻炼　目前网络上流传着很多颈部锻炼操，效果良莠不齐，老年人在选择时应以放松颈部为原则，循序渐进，量力而行。

关键词

颈椎病　低头族　米字操

健康加油站

颈部保健"米字操"

预备式　腰背挺直，尽量让颈部伸展，下颌略收，双臂放松下垂，肩膀向后微微张开，感觉整个身体充分拉伸，保持 5 秒钟，然后慢慢放松。

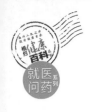

前屈式 自预备式，缓慢向前屈颈低头，双肩打开，肩膀有向后牵引的趋势，直至颈肩肌肉感到绷紧为止，保持 5 秒钟，然后缓慢放松回到预备式。

左侧式 自预备式，头部缓慢偏向左侧，让左耳与左肩靠近，使右侧颈肩肌肉感到绷紧为止，同时右臂尽力向下伸，脊柱保持挺直，之后缓慢放松回到预备式。

右侧式 自预备式，头部慢慢偏向右侧，让右耳与右肩靠近，与左侧式方向相反，动作一致。

左转式 自预备式，头部向左侧扭转，目光尽量看向身体后方，但是身体不能转动，保持 5 秒钟，然后缓慢放松回到预备式。

右转式 自预备式，头部向右侧扭转，与左转式方向相反，动作一致。

（姜　未）

10. 老年人**腿痛**为何与**腰**有关

日常生活中经常会出现这样的情况，老年人因为腿痛去医院看病，经过网上仔细甄选，预约了关节外科门诊，结果到医院却被关节外科医生告知应该去脊柱外科看看腰椎，这腿痛为何与腰有关呢？

专家说

什么是腰腿痛 腰痛合并某一条腿放射性疼痛或麻木，俗称腰腿痛。

腰椎解剖结构 要明白腰腿痛的原理，首先需要了解腰椎的结构：5 个椎体如同堆积木一样构成腰椎的主体结构，每两个椎体之间都有 1 个椎间盘充当缓冲衬垫，椎体周围和内部之间辅以诸多韧带、筋膜结构，5 个椎体及椎间盘后方共同形成了一个自然的管腔，即椎管，用以容纳脊髓，而上下相邻椎体之间形成的自然通道左右均有 1 根椎神经根通过。

为什么会出现腰腿痛 其实腰腿痛的核心是神经根受压。当腰椎退变、骨质增生、椎间盘突出、腰椎韧带钙化时，均会造成本就狭窄的神经根通道更加拥挤，进而压迫神经根，造成神经根炎症，出现腿部放射性疼痛和麻木。

关键词

腰腿痛 神经根受压

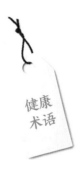

健康术语

腰椎间盘突出症 是因腰椎间盘变性、纤维环破裂、髓核组织突出压迫和刺激腰骶神经根、马尾神经所引起的一种综合征，是导致腰腿痛最常见的原因，好发部位为 L4/5、L5/S1。该病预后较好，绝大多数患者经过康复治疗后可达到临床症状缓解及功能改善，10%~20% 的患者需要手术治疗。

（姜　未）

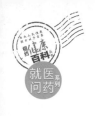

11. 哪些老年人容易罹患
腰椎间盘突出症

腰椎间盘突出　肥胖　频繁弯腰

老年人腰椎退变增生，椎间盘变性脱出，容易造成腰神经根压迫，出现腰腿痛的症状，那哪些老年人更容易罹患腰椎间盘突出呢？

腰椎间盘突出易在老年人群中发生，除与年龄增长、腰椎自然退变有关外，还需要警惕以下几点。

肥胖　体重过大，尤其是腹型肥胖，腰部负荷过大，容易造成腰椎退变加速，椎间盘突出，因此老年人应尽量将体重控制在正常范围。

久坐　如经常开车、长时间使用电脑，腰部长时间呈微屈体位，容易发生腰椎间盘突出。

频繁弯腰　因工作或生活习惯需要频繁弯腰起立，容易造成椎体小关节之间反复摩擦，也容易反复拉伸椎间盘后方韧带，造成韧带松弛，椎间盘突出。

床垫选择不佳　中等硬度的床垫应是首选，相较于硬板床和软质海绵床可以更好地维持腰部正常的生理曲线，腰部支撑效果更好，而且中等硬度的弹簧床垫较利于获得良好的睡眠。

吸烟 香烟中的尼古丁等成分可引起全身微血管收缩，造成微循环障碍，进而加速椎间盘等结构退变，引发椎间盘突出。

（姜　未）

12. 老年人"**骑行可百里，步行仅百米**"是怎么回事

日常生活中经常有老年人纳闷为什么自己最近开始走不动路，走一段要歇一段，但骑自行车却一点儿也不受影响，这便是俗称的"骑行可百里，步行仅百米"，那具体是怎么回事呢？

专家说

"骑行可百里，步行仅百米"这种现象在医学上称为"间歇性跛行"，是腰椎管狭窄症的典型表现。

什么是间歇性跛行 间歇性跛行是指患者在行走十余米或几百米后，会出现单侧或双侧腰腿痛，下肢麻木、无力以致跛行等情况，但蹲下或坐下稍休息几分钟后就可以继续行走，其主要原因是腰椎管狭窄压迫椎管内脊髓。

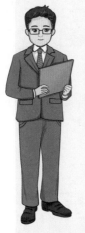

间歇性跛行的解剖改变 如前文所述，腰椎后方形成自然管道，即椎管，椎管内容纳着非常重要的脊髓组织。脊柱骨质增生、椎间盘突出、韧带钙化等均可能造成椎管本就有限的空间更加狭窄，进而影响脊髓的血液供应，成为间歇性跛行的解剖基础。

间歇性跛行的动态机制 当老年人存在腰椎解剖结构改变的基础，并长时间行走时，腰椎转为站立位向前凸的状态，后方的椎管更加狭窄。除此以外，长时间行走时脊髓血液循环加速，静脉回流增多，脊髓水肿，相当于椎管变狭窄。

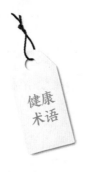

健康术语

腰椎管狭窄症 是一种由于先天因素或后天因素（退变、外伤、失稳）引起的脊柱椎管或神经根管、椎间孔的骨性或纤维结构异常，造成腰椎管或神经根管狭窄，从而压迫马尾、神经根，引起臀部或下肢疼痛、间歇性跛行伴或不伴腰痛等一系列症状和体征。

（姜　未）

13. 老年人如何远离**肩周炎**

肩周炎大家都不陌生，是指没有明显诱因出现肩关节周围疼痛、活动受限甚至是力量减弱，好发于中老年人，尤以 50 岁以上人群为主，极大影响其日常生活，如睡眠、穿衣、梳头、上厕所。老年人应该如何远离肩周炎呢？

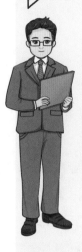

肩周炎俗称"五十肩""冻结肩"，最主要的表现是肩关节周围疼痛，其核心机制是肩关节周围软组织（肌肉、筋膜、韧带等）发生无菌性炎症反应。要想避免肩周炎的发生，应在日常生活中做到以下几点。

避免慢性劳损 肩关节周围软组织慢性劳损是引发肩周炎的重要因素之一，如运动员反复做过肩推举动作、工人长期从事搬运工作，总之老年人不宜反复做过肩上举或容易造成肩部肌肉疲劳的动作。

避免不良姿势 生活中许多不良姿势容易造成肩关节周围肌肉紧张，进而演变为慢性疲劳，如司机开车时长时间架着肩膀、中午趴在桌子上睡觉、晚上侧睡一直压着单侧肩膀。

避免肩部受凉 低温容易造成肌肉紧张，也易造成血管收缩，无菌性炎症反应加重，肩周炎疼痛加剧，故日常生活中要注意肩部保暖，如出现不适，可局部进行热敷。

避免不恰当锻炼 在日常生活中，常有老年人在刚开始出现肩关节不舒服或者轻微僵硬时会暴力地去拉双杆、甩手、做俯卧撑等，这样做往往适得其反，加速肩周炎进展，正确的做法其实应该是休息或适度拉伸。

肩周炎 五十肩 冻结肩

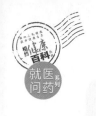

避免病情延误 很多老年人在出现肩周炎早期症状时未能足够重视，或是未接受正规治疗，或是不愿意使用一些对症药物，均有可能造成肩周炎病情延误。

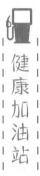

健康加油站

肩痛都是肩周炎惹的祸吗

老年人肩痛的发生越来越多，大家习惯性认为都是肩周炎惹的祸，但事实真的如此吗？肩周炎其实是肩关节周围软组织无菌性炎症的统称，该炎症绝大部分可能找不到具体原因，往往靠休息或对症治疗就能慢慢恢复。但也有一部分炎症的发生有明确原因，如肩袖撕裂，一种肩关节内韧带损伤，多由暴力或者骨赘增生切割造成，对于这种情况，单纯的保守治疗效果不佳，往往需要借助外科手术修复肩袖韧带才可彻底消除无菌性炎症，改善患者的症状。

（姜　未）

四

骨质疏松症与
骨质疏松性骨折

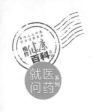

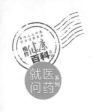

14. **脆性骨折**需要手术治疗吗

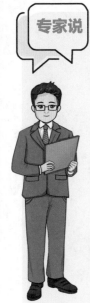

骨折大家都不陌生，往往是较大的暴力伤所致，一般需要手术治疗。老年人伴有不同程度的骨质疏松，故相较于年轻人更容易发生骨折，且仅需要较小的外力即可造成骨折，俗称"脆性骨折"。老年人身体条件差、手术风险高，发生脆性骨折也需要手术治疗吗？

专家说

脆性骨折又称骨质疏松性骨折，是指受到轻微外力或受到"通常不会引起骨折的外力"及未受到明显外力时发生的骨折，为低能量或非暴力骨折，属于骨质疏松症的严重并发症，是人体骨强度下降最为明确的体现，好发于椎体、髋部、桡骨远端和肱骨近端等部位，其中胸腰椎椎体压缩性骨折最为常见。

脆性骨折的并发症 对于老年人来说，其实骨折并不可怕，真正可怕的是骨折带来的严重并发症。如椎体压缩性骨折、髋部骨折后卧床制动，容易引发老年人坠积性肺炎、压疮、尿路感染及下肢深静脉血栓形成等；如桡骨远端、肱骨近端发生关节内骨折后，可能因制动等造成日后一定程度的关节功能障碍；如所有的脆性骨折都可能进入一个"骨质疏松—脆性骨折—制动—失用性骨质疏松"的恶性循环。

脆性骨折的手术干预　老年人发生脆性骨折，从积极康复的角度考量，应尽量选择手术治疗，但应满足几个前置条件：首先，骨折前日常生活状态基本正常；其次，保守治疗短期内无法恢复伤前的功能状态；最后，术前全面身体检查评估没有明显手术禁忌证。

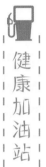

健康加油站

脆性骨折的手术治疗原则

复位、固定、功能锻炼和抗骨质疏松是治疗脆性骨折的基本原则。

复位　是将移位的骨折端恢复到正常或接近正常的解剖结构位置，并重建骨骼的生理功能。

固定　是保持脆性骨折复位后位置的重要手段，防止再移位，促进骨折愈合，主要分为内固定（钢板螺钉等）、外固定（石膏支具等）两大类。

功能锻炼　坚持功能锻炼有助于尽早恢复肢体功能，但应该以不影响骨折愈合为前提。早中期锻炼一般以不负重功能锻炼为主，不宜过于剧烈，避免复位固定失效；晚期待骨折已经在一定程度愈合后可在医护人员的指导下加大锻炼强度，进行主动功能锻炼，逐步恢复日常生活。

抗骨质疏松　骨质疏松用药有很多种，作用机制各异，主要以抑制骨吸收为主，或以促进骨形成为主，以及一些具有多重作用机制的药物。

（姜 未）

15. 老年人如何判断自己是否存在**骨质疏松**

骨质疏松症已成为全球性公共健康问题，其并发症——脆性骨折可使患者致残，并严重影响患者的生活质量。如何早期诊断骨质疏松是对其进行治疗和预防骨质疏松性骨折的关键。老年人应该如何判断自己是否存在骨质疏松呢？

专家说

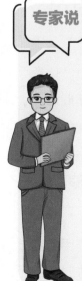

骨质疏松症是以骨量减少、骨质量受损及骨强度降低，导致骨脆性增加、易发生骨折为特征的全身性骨病。

骨质疏松症的临床表现主要有周身疼痛、身高降低、驼背、脆性骨折及呼吸系统受影响等。

根据世界卫生组织发布的骨质疏松的诊断指标，绝经后女性和50岁以上男性人群采用双能X线骨密度检测（DXA）测量的骨密度数值，与同性别、同种族健康成年人群的峰值骨相比，减少2.5标准差以上可以诊断为骨质疏松。低于均值至 2.5 标准差之间数值的人群认为是骨量减少。

（姜　未）

关键词

骨质疏松　补钙　维生素D

16. 老年人防治**骨质疏松**除了**补钙**还有哪些办法

"骨质疏松就是缺钙，要想预防，补钙就行"，这种传统观念固然有一定道理，但骨质疏松单纯补钙真的就够了吗？如果不够，还有哪些办法？

专家说

　　人们一般把骨质疏松的发生归结于食物中钙的缺乏，这其实是不完全准确的。骨骼的重建包括骨吸收和骨形成两个过程，二者有序进行。凡是由于各种原因（包括钙缺乏）导致骨吸收大于骨形成，均可发生骨质疏松。要想提前预防，可从以下几个方面着手。

　　营养全面　除了钙，其他多种矿物质、维生素等营养元素缺乏同样可导致骨质疏松，要预防骨质疏松，最好的办法就是依靠饮食多样化来保证营养全面，拒

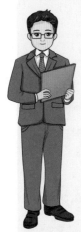

绝偏食、挑食。

适当运动 人体在运动时产生的机械刺激能够改变骨骼的构型，每天坚持适当的运动，有助于骨骼健康；相反，缺乏运动是骨质疏松重要的发病原因。

改变不良习惯 要预防骨质疏松，在生活中应该尽量远离烟、酒、咖啡、浓茶、碳酸饮料等影响骨质代谢的物品。

该用药要用药 当出现骨质疏松相关症状时，建议及早到医院就诊，如明确存在骨质疏松，可能需要通过药物补充钙和维生素 D，还可能需要使用抗骨吸收药物、促进骨形成药物进行治疗。

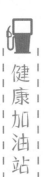

健康加油站

老年人如何补钙

钙和维生素 D 是维持骨骼健康的重要元素。《中国居民膳食指南（2022）》建议老年人（＞65 岁）每日钙的摄入量为 1 000mg。《原发性骨质疏松症诊疗指南（2022）》建议 50 岁以上中老年人每日元素钙摄入量为 1 000~1 200mg。然而，中国人日常饮食中的钙含量通常偏低，因此可通过饮用牛奶或补充钙剂来增加钙摄入量，使钙摄入量达 800~1 200mg/d，但要注意各种钙剂的吸收率和可能的不良反应，常用的钙剂有碳酸钙、氨基酸螯合钙等，也可选用钙与维生素

D 的复方制剂。除了食物和药物补充外，多晒太阳也可促进钙和维生素 D 的吸收。

（姜　未）

17. 老年**骨质疏松**
患者应该如何运动

骨质疏松意味着骨质变脆，容易发生脆性骨折，给身心带来致命打击，所以很多老年人不愿运动。这种认识是错误的，运动不仅不会带来以上危害，相反，科学运动还能对骨质疏松的防治起到积极作用。老年骨质疏松患者应该如何进行运动锻炼呢？

专家说

科学运动对骨质疏松患者是有益的，运动可以刺激骨骼生长并保持骨量，老年人在日常生活中可以通过适当运动来改善健康状况，具体而言，可掌握以下原则。

1. 遵循个体化（运动方式、频率、时间及强度）、量力而行、循序渐进的原则，有规律地进行一些中低强度的多元化运动（有氧运动、肌肉强化、平衡训练等），以维持现有功能并适度提高为目的。

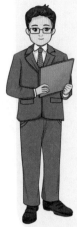

2. 在身体条件允许的情况下，定期进行一些负重运动来增强肌肉强度和预防跌倒。

3. 每周进行 150~300 分钟中等强度运动，或者每周进行 75~150 分钟高强度有氧运动。

4. 如合并下肢骨关节炎，不建议进行下蹲、登楼梯、爬山等运动，避免弯腰、扭腰等过度运动或不恰当运动带来的损伤。

健康加油站

老年性骨质疏松运动预防方案

阶段及对应人群	推荐项目	具体方案
初级阶段(第1~3个月)：长期静坐者、无锻炼经验者、体质较差者等，初级阶段持续时间视个体情况而定	A 类：步行、快走、自行车 B 类：踏板操、单足站立 C 类：太极拳、八段锦、五禽戏	根据个人爱好选择以下两种方式之一(以下同)：①从 A、B 类中各选择一项运动项目，每周 3 天，每次 20~40 分钟；②C 类运动每周 4~6 天，若配合 A、B 类运动可适当减少时间，每次运动时间控制在 30~60 分钟，心率控制在最大心率的 55%~65%
中级阶段(第4~9个月)：完成初级阶段者或有锻炼习惯的人群	A 类：快走、慢跑、自行车 B 类：踏板操、单足站立、低强度抗阻训练(弹力带) C 类：太极拳、八段锦、五禽戏、太极柔力球	①A、B 类中各选择一项运动项目，每周 3 天，每次 30~45 分钟，低强度抗阻训练主要利用弹力带进行髋部前屈、后伸、外收内展训练，每个动作 3 组，每组 8~15 次；②C 类运动每周 5~6 天，若配合 A、B 类运动时可适当减少时间，每次运动时间控制在 40~60 分钟，心率控制在最大心率的 55%~75%

阶段及对应人群	推荐项目	具体方案
高级阶段(第10~12个月):完成中级阶段者或有一定运动基础并体质良好的人群	A类:快走、慢跑、自行车 B类:负重踏板操(负重4%~8%体重)、单足站立、低强度抗阻训练(弹力带) C类:太极拳、八段锦、五禽戏、太极柔力球	①A、B类中各选择一项运动项目,每周4天,每次30~45分钟;②C类运动每周6天,若配合A、B类运动时可适当减少时间,每次运动时间控制在40~70分钟,心率控制在最大心率的60%~80%

注:内容引自《运动防治骨质疏松专家共识》。运动前须进行体检以确定是否适宜上述运动项目,每次运动以不产生疲劳或轻度疲劳为宜,每次运动前后各做10分钟的热身运动及放松运动。初级阶段由专业人士指导,每周至少进行1次会谈(面谈或其他形式的交流皆可),每月进行健康教育及评估,达标后可进入下一阶段的训练。

(姜　未)

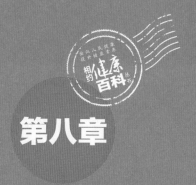

第八章

老年内分泌系统疾病

一

糖尿病

1. 哪些老年人是
糖代谢异常的高风险人群

关键词 @

糖尿病　糖代谢　糖尿病前期

糖代谢异常是一类常见的代谢性疾病，它的特征是患者的血糖长期高于标准值。包括空腹血糖升高、糖耐量异常及糖尿病，前两者又称"糖尿病前期"。老年人常会出现哪种糖代谢异常呢？哪些老年人容易出现糖代谢异常呢？如何发现糖代谢异常呢？

 专家说

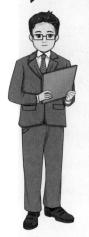

在现代生活方式及遗传因素的多重作用下，糖尿病、肥胖症等疾病在我国的发病呈持续升高趋势，这些代谢疾病已经广为人知。从疾病发生发展的进程来看，早期知晓糖代谢异常的风险因素，有助于及早采取措施降低风险，甚至延缓发病。

腹型肥胖或超重　腹型肥胖又称中心性肥胖，是指男性腰围≥90cm，女性腰围≥85cm。超重是指身体质量指数（BMI）≥24kg/m² 的情况。这类人群往往缺乏体力活动，多为久坐。

脂代谢异常　脂代谢异常包括总胆固醇、甘油三酯、低密度脂蛋白异常升高及高密度脂蛋白胆固醇异常降低的情况，如高密度脂蛋白胆固醇<0.90mmol/L和/或甘油三酯>2.22mmol/L，或正在接受调脂药治疗的情况；有动脉粥样硬化性心血管疾病史。

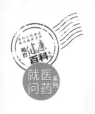

高血压　既往有高血压病史，或正在接受降压药治疗的情况。

除此之外，一级亲属有糖尿病史，有巨大胎儿分娩史或有妊娠糖尿病史的女性；有多囊卵巢综合征病史的女性；有类固醇类药物使用史；长期接受抗精神病药或抗抑郁药治疗的患者，也属于糖代谢异常的高风险人群。

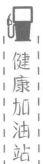

糖代谢异常的检查

老年人除了日常注意坚持健康的生活方式外，每年还应至少进行一次健康体检，通过空腹血糖、糖化血红蛋白这些指标了解自身的糖代谢情况。当出现空腹血糖和 / 或糖化血红蛋白升高的情况时，就应进一步完善糖耐量试验以评价血糖代谢情况及胰岛功能。糖耐量试验通过标准馒头餐或口服专门配制的葡萄糖溶液，分别测定空腹、餐后半小时、1 小时、2 小时、3 小时的血糖、胰岛素及 C 肽水平，简化的糖耐量试验仅测量空腹及餐后 2 小时的血糖水平。一旦出现糖耐量试验异常，就应当定期于内分泌科随诊，在专科医生的指导下定期复查、及早治疗。

（邱　蕾）

2. 口服降糖药
有哪些用药误区

2019 年的数据显示，我国 65 岁以上的老年糖尿病患者约 3 550 万，居世界首位，占全球老年糖尿病患者的 1/4。老年糖尿病患者长年需要与种类繁多的口服降糖药打交道。服了降糖药，一旦血糖水平恢复正常就可以停药吗？新药、贵药效果会更好吗？别人服用效果好的药就一定适合自己吗？血糖要尽快、尽量降到正常范围吗？服用一种药物到最大剂量仍不能使血糖达标才应该加用第二种药物吗？口服降糖药会损害肝脏和肾脏吗……这些都是经常存在于老年糖尿病患者中的用药疑问。

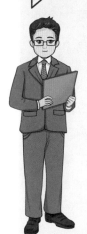

糖尿病是一种代谢性疾病，病因仍未完全阐明，也无法根治，是一种终身性疾病，患者需要终身治疗。降糖药仅具有改善胰腺 β 细胞功能、纠正胰岛素分泌或生成异常的功效，如果血糖水平转为正常，这是药物治疗的结果，并没有去除病因，患者仍需要继续药物治疗，不能擅自停药。在使用口服降糖药治疗时，应注意避免以下误区。

误区 1：自行选择降糖药　在医务人员的支持下，老年糖尿病患者应承担起管理糖尿病的主要责任，但不可以自己胡乱选择一些药物进行治疗，更不要相信

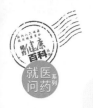

非正规途径推荐、售卖的降糖类保健品。不同老年糖尿病患者病程、身高、体重以及其他疾病的病史不同，适合服用不同类型的降糖药。有些老年患者，每次见到有新药就想去试，频繁换药；有些喜欢跟风，看见别人用某种药效果好，也去试用。很多口服降糖药的降糖作用并不是立竿见影的，需要一个过程，所以用药后常要观察一段时间，频繁换药难以达到药物的最大降糖效果。另外，糖尿病患者的头脑中还常有这样一个"共识"：价格越贵的药物降糖效果越明显，进口药一定比国产药好。其实，这种想法是片面的，价格不能作为选择药物的依据。总的来说，要到正规的医院找专科医生获取正规的治疗方案。专科医生对患者的病情了解比较全面，会根据老年患者的病史、血糖水平、合并疾病情况、肝肾功能状态选择降糖药，这样做很少会出现不良反应，所以要严格遵医嘱用药。

误区 2：**拒绝联合用药**　有些老年糖尿病患者，尤其是初患糖尿病的患者，总是和专科医生强调，能不能别加那么多药，希望先把一种药物使用到最大剂量，再考虑联合用药的必要性。但其实不同类型降糖药的降糖机制不同，合用可起到药效互补的作用，从而通过不同途径发挥更大的降糖作用，所以专科医生也会根据患者血糖升高的程度确定联合用药的时机。

误区 3：**降糖越快越好**　有些老年糖尿病患者认为应该尽快将血糖降至正常范围，也是一个误区。因为人体已经适应了长期高血糖，尤其是老年糖尿病患者，如果突然将血糖降至正常，反而会造成头晕、头痛、视物模糊等低血糖反应。由于高血糖对人体的损害往往是长期、慢性的，需要长时间的累积效应，而降糖药的选择应以安全性和预防糖尿病并发症为首要目标，而不是单纯追求血糖控制水平。对于老年人的血糖控制目标较 60 岁以下的人群要相对宽松，专科医生会根据其年龄、整体健康状态等综合评估，确定适合每个人的血糖控制目标。

误区 4：担心不良反应拒绝用药　口服降糖药与其他药物一样，也有可能产生一定的不良反应，它们大多数经过肝脏和肾脏代谢，如果老年患者原来已有肝、肾功能损害，哪些口服降糖药可以使用就需要经过专科医生的评估。但患者不能因噎废食，因怕不良反应而拒绝药物治疗。一般来说，肝肾功能正常的患者遵医嘱服用降糖药是安全的，在服药过程中，糖尿病患者应该定期（3~6 个月）检查肝、肾功能，尤其在开始用药后的头 1~2 个月。

（邱　蕾）

3. 老年**糖尿病**患者应该如何科学**饮食与运动**

糖尿病在老年人群中属于常见病，均衡的饮食和规律的运动对糖尿病患者的血糖管理至关重要。《中国老年糖尿病诊疗指南（2021 年版）》指出，营养治疗需要贯穿整个糖尿病综合管理的过程中，是糖尿病治疗的根本。那么，对于老年糖尿病患者来说，什么是科学的饮

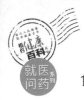

食？又该如何进行运动呢？

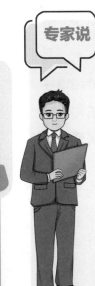

专家说

老年糖尿病患者以 2 型糖尿病为主，超过一半的糖尿病患者同时被诊断为其他慢性病，其中 2/5 的患者合并症超过 4 种。因此，老年糖尿病患者的饮食和运动计划应根据基础疾病、饮食习惯、用药情况等因素进行个性化制订。

建议老年糖尿病患者的饮食由 15%~20% 蛋白质、45%~60% 碳水化合物和 20%~35% 脂肪组成。老年糖尿病患者应摄入以鱼、虾、肉、蛋、奶等为主的优质蛋白，采用炖、煮、蒸、焖等少油、少盐的烹饪方式。主食不宜过多，多选全谷物和低血糖生成指数（GI）食物，尽量增加蔬菜和水果的种类，同时减少精加工类食物的摄入。应避免摄入反式脂肪，如奶油、油炸食品，同时增加不饱和脂肪酸的摄入，包括橄榄油、茶籽油、亚油酸、EPA、DHA。

老年人开始运动治疗前需要根据病史、家族史、体力活动水平以及相关的医学检查结果等进行运动风险评价，从而制订个体化的运动方案。推荐老年糖尿病患者每周 5~7 天在餐后进行 20 分钟中等强度的运动，包括快走、游泳、乒乓球、羽毛球等。建议适当增加部分抗阻运动，如哑铃、俯卧撑、器械类运动，提高肌肉力量和耐力。还可以通过瑜伽、太极拳、五禽戏等练习加强身体的柔韧性与平衡能力，降低跌倒的风险。

关键词 糖尿病 饮食 血糖生成指数

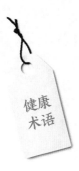

健康
术语

血糖生成指数（GI） 反映了一种食物能够引起人体血糖升高的程度，即摄入含有50g碳水化合物的食物，在2个小时体内血糖应答水平，与吃进去相等量的葡萄糖后血糖应答水平的百分比值。

高GI的食物（70以上），进入胃肠后消化快、吸收率高，葡萄糖释放快，葡萄糖进入血液后峰值高，也就是血糖升得高；低GI食物（55以下），在胃肠中停留时间长、吸收率低，葡萄糖释放缓慢，葡萄糖进入血液后的峰值低、下降速度也慢，简单说就是血糖升得低。

（邱 蕾）

二

甲状腺疾病

4. 老年人**甲状腺功能亢进 / 减退**有哪些特殊表现

甲状腺位于颈前中下方，形似"蝴蝶"，是人体重要的内分泌器官，通过分泌甲状腺激素而调节人体新陈代谢。随着预期寿命的延长和人口老龄化，甲状腺疾病已经成为常见的老年疾病。据统计，我国 50% 以上的老年人存在甲状腺疾病。甲状腺激素合成或分泌过多、过少分别会导致甲状腺功能亢进症（简称"甲亢"）、甲状腺功能减退症（简称"甲减"）。除了常见的一些临床症状外，老年人甲亢和甲减还常会出现一些特殊表现，容易被忽略或被误诊，那么这些表现都有哪些呢？

专家说

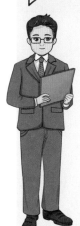

甲亢　在患有甲亢的老年人中，心血管相关症状常为首发和主要表现，如心悸、心房颤动、收缩压升高、心力衰竭及在冠心病基础上诱发的心绞痛。老年患者通常缺乏典型的怕热、多汗、食欲亢进等高代谢综合征表现，"淡漠型"甲亢更常见，表现为明显消瘦、心悸、腹泻、厌食，甚至神志淡漠、嗜睡、神智错乱等，还可引起注意力减退、情绪和认知改变。当甲亢症状急骤加重和恶化时，会发生甲状腺危象，而老年患者常缺乏高热、大汗、心率增加等典型症状，更多表现为淡漠型危象，其特征为极度虚弱、情绪冷漠、体温升高不明显，也可发生心力衰竭、脑梗死、癫痫、

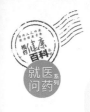

昏迷甚至休克。

甲减　老年人甲减起病隐匿、进展缓慢，临床上可以表现为乏力、反应迟钝、头晕、耳聋、声音嘶哑、抑郁、共济失调、皮肤干燥和便秘等机体老化的正常现象，而典型的甲减症状（如怕冷、体重下降）较为少见。甲减会导致心包积液，增加心血管疾病的患病风险，并和心力衰竭的发生发展显著相关。此外，甲减还会导致或加重睡眠呼吸暂停低通气综合征、贫血、肾功能不全等。严重的甲减可诱发黏液性水肿昏迷，临床表现为嗜睡、精神异常、木僵甚至昏迷、皮肤苍白、低体温、心动过缓、呼吸衰竭和心力衰竭等，预后差，病死率高。

（邱　蕾）

代谢综合征

5. 老年人常见的
代谢综合征有哪些

关键词

肥胖 高血压 高血糖 高血脂 高尿酸

"三高"是生活中经常听到的一个词，主要指高血压、高血糖和高血脂，是老年人常见的不健康状态。随着人们生活水平的提高和生活方式的改变，不仅有"三高"，"四高""五高"也出现在大众视野中，包括高体重/肥胖、高尿酸血症等。归根到底，这些"高"的背后都反映了一种代谢紊乱的状态，即代谢综合征。那么代谢综合征究竟指的是哪些代谢紊乱呢？

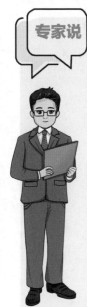

专家说

代谢综合征是一组复杂的代谢紊乱症候群，中老年人好发，其发病原因多与年龄增加后的整体代谢功能减退、对糖耐受和脂肪分解的能力减弱、脂肪重新分布有关。在我国，超过 1/3 的老年人患有代谢综合征（患病率高达 36.9%），其发病率与生活方式、经济状况、文化程度、地区分布等相关，且随年龄增长逐渐升高。总的来说，老年代谢综合征具有以下特点。

共同的病理基础　目前认为中心性肥胖（又称腹型肥胖，或者内脏肥胖）所造成的胰岛素抵抗和高胰岛素血症是代谢综合征的主要始发因素。

多种代谢紊乱集于一身　除了肥胖、高血糖、高血压、血脂异常外，代谢综合征的患者还可出现高尿酸、高胰岛素血症、脂肪肝等，故代谢综合征素有"百病之源"的恶名。

单独成疾，互为因果 研究发现，中心性肥胖者高血压、糖尿病、血脂异常的患病率分别为 60%、40%、70%；高血压患者合并糖尿病、血脂异常的比例分别为 20%~40%、30%；糖尿病患者合并高血压、血脂异常、高尿酸血症的比例分别为 60%、50%、20%。因此，防治代谢综合征中的一种代谢紊乱，也有利于其他代谢紊乱的防治。

共同导致心脑血管危害 高血压、糖尿病和血脂异常均是心血管疾病的独立主要危险因素。"三高"并存时，这三项危险因素相互影响、相互加重，产生协同作用，成倍增加冠心病、心绞痛、心肌梗死、脑梗死等心脑血管事件的发生率，严重增加死亡风险。

促进和加重老年综合征 老年代谢综合征常伴有增龄相关疾病和老年综合征，如躯体活动功能和认知功能下降、肥胖性肌少症、衰弱、跌倒、精神心理和睡眠障碍、多重用药等。这些均严重影响老年人的整体健康状况和生活质量，并增加老年代谢综合征患者的治疗难度，带来长期不良影响。

（张钰旻　刘　娟）

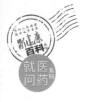

6. 代谢综合征对老年人有哪些危害

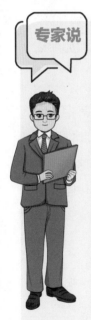

关键词

心脑血管疾病 慢性肾病 痴呆 肌少症 衰弱

现实生活中，很多老年人闻"高"色变。大量研究已证实，代谢综合征对于老年人的危害是多方面的，其造成的病理效应，不是单个危险因素简单相加，而是互为因果，形成恶性循环。因此有人将代谢综合征称为"死亡四重奏"。那么，代谢综合征对老年人主要有哪些危害呢？

专家说

代谢综合征可增加老年人多种急慢性疾病的发病风险，致残、致死率高，危害性大，给老年人带来了严重的身心负担，造成了巨大的医疗花费。总的来说，代谢综合征对老年人的危害可分为急性和慢性两个方面。

急性危害

代谢综合征任意一种病症的加重都会造成老年人急性并发症的危险，包括高血糖导致的糖尿病高渗昏迷、高血压导致的脑出血、严重高甘油三酯血症导致的急性胰腺炎，以及高尿酸血症导致的急性痛风发作等。

慢性危害

代谢综合征的主要危害是其慢性并发症，包括如下几种。

心脑血管病 代谢综合征中的各代谢组分均为心血管疾病的重要独立危险因素，每一个组分都可直接促进动脉粥样硬化的发生，其相互作用大大增加了心血管疾病的危险度。研究表明，仅为糖尿病，患者发生心血管疾病的风险就增加 2~4 倍。当在 5 项危险因素（高血压、糖尿病、血脂异常、超重 / 肥胖、吸烟）中存在 1 项、3 项和 5 项危险因素者发生主要心血管事件的风险则分别是正常人群的 2.84 倍、3.71 倍和 16.10 倍。

2 型糖尿病及其慢性并发症 虽然高血糖是代谢综合征诊断的一部分，但即使刚开始诊断时并没有糖尿病，其后发展为 2 型糖尿病的风险也大大增加。有研究发现，接近一半以上的糖尿病患者是由代谢综合征发展而来的。长期的高血糖状态会导致糖尿病的大血管和小血管并发症，发展到后期可出现失明、肾衰竭、心肌梗死、心力衰竭、脑卒中、截肢等严重后果，严重影响老年人的生活质量。

慢性肾病 随着年龄的增加，老年人的肾功能本身就会逐年下降，而肥胖、高血压、高血糖均可诱发或加重肾脏损害，进一步增加慢性肾病的发生发展。研究表明，代谢综合征使慢性肾病发生的风险增加约 50%。

老年性痴呆 由于高血压、高血糖和胰岛素抵抗的作用，老年代谢综合征与痴呆的风险密切相关，不管是血管性痴呆还是阿尔茨海默病。有研究表明，患有代谢综合征的患者痴呆的风险比正常人高 12%。更为重要的是，如果同时有代谢综合征的 5 种指标异常，那么患痴呆的风险可增加 50%。

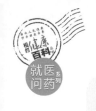

老年肌少症　肌少症是一种和年龄相关的进行性全身骨骼肌疾病，主要表现为骨骼肌质量减少、肌肉力量下降和 / 或躯体功能受损。肌少症高发于老年人群，会导致跌倒、骨折、身体残疾、生活质量下降等一系列不良健康结局。代谢综合征可通过胰岛素抵抗、内脏脂肪组织增加、慢性炎症和维生素 D 缺乏与肌少症存在相互影响，显著增加肌少症的发病率。

衰弱和失能　衰弱是一种以生理储备功能降低为主要特征的临床综合征，可降低老年人自理能力及对急性疾病等应激事件的应对能力，显著增加老年人住院、跌倒甚至死亡的风险，属于老年人失能的前奏。代谢综合征通常伴随胰岛素抵抗、慢性炎症反应、氧化应激激活、肾素 - 血管紧张素轴的下调，这些变化可能对机体多个系统的正常生理功能产生有害作用，从而加速衰弱的发生发展。此外，患有代谢综合征的老年人自身免疫力下降，易感染各种细菌、病毒，且恢复时间也较正常老年人慢。

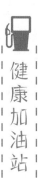

健康加油站

代谢综合征的危险因素

代谢综合征的危险因素有很多。从先天遗传的角度讲，家族中有代谢综合征患者，其个体患病的风险会大大增加。从后天生活习惯的角度讲，不健康的饮食习惯、缺乏运动、吸烟、饮酒、生活压力过大均是代谢综合征的危险因素。代谢综合征格外青睐老年人这一人群，这可能与既往不良生活习惯的累积效应、老年人脏器功能逐渐衰退等因素有关。此外，一些药物,如肾上腺皮质激素、噻嗪类利尿剂、β受体阻滞剂和口服避孕药等会增加代谢综合征的发病风险。还有一些疾病,如肾病综合征、系统性红斑狼疮及一些骨髓疾病,也会导致机体代谢紊乱,加重代谢综合征的发病风险。

(张钰旻　刘　娟)

7. 老年人应该如何应对健康体检中发现的**代谢综合征**

代谢综合征的症状不典型,血糖、血脂升高时老年人往往没有任何不适,在疾病前期,甚至患病后很长一段时间较难发现,等到出现明显症状时往往已到急性、慢性并发症时期,为时晚矣!因此要重视老年人健康体检的重要性,建议每个老年人每年定期体检,包括监测体重、腰围、血压、血糖、血脂等指标,以便早期发现和防治代谢综合征。

专家说

当体检报告中出现异常的指标提示存在代谢综合征时,首先要做的是及时就医咨询,根据指标的异常程度,让医生确定是否需要药物治疗,包括必要的降压、降糖、降脂、降尿酸等。除了药物治疗方案,生

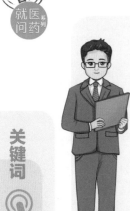

活方式的改变也尤为重要，俗话说"管住嘴，迈开腿"。但又不仅如此，老年代谢综合征还需要注意防范老年肌少症、衰弱等老年综合征的发生，生活方式的改变需要注意以下几点。

优化饮食结构　不健康的饮食习惯是代谢综合征的重要危险因素，主要指高盐、高糖、高脂饮食。因此，老年人日常应清淡饮食，世界卫生组织推荐每日摄盐总量应少于 5g，注意是包括了烹调用盐和酱油等钠含量高的调味品；适当控制碳水化合物等主食的摄入量，减少烘焙、加工食品等高糖食物的摄入。此外，随着年龄增加，老年人的蛋白质合成效率下降，为了保持和恢复肌肉量，预防老年性肌少症，老年人需要比年轻人补充更多蛋白质，建议每天蛋白质摄入量为每千克体重 1.0~1.2g。首选易被人体吸收的优质蛋白，如肉、蛋、奶等，建议平均分布于一日三餐中，也可在两餐中间加餐，尤其是在抗阻运动（如哑铃、弹力带、俯卧撑）后 20~30 分钟进食蛋白质，最有利于肌肉的生长。

增加体育锻炼　缺乏体育锻炼是导致代谢综合征、老年综合征的重要原因，因此建议老年人进行长期、规律的运动，不仅有助于减重、降糖，还可以降血压、调血脂、减少肌少症和衰弱的发病风险。建议多种运动方式结合，包括规律的有氧运动，联合抗阻、柔韧性和平衡性训练。有氧运动常见的形式有慢跑、骑自行车、游泳、散步等。抗阻运动常见的形式有举重、俯卧撑、仰卧起坐、坐位抬腿、深蹲等。不推荐老年人进行剧烈运动，注意制订个体化的运动方案，循序渐进、量力而行。

戒烟限酒 吸烟增加老年患者冠心病、脑卒中等疾病的发生率和死亡风险，并且会减少蛋白质的合成，加速蛋白质降解，导致老年肌少症的发生，因此鼓励老年代谢综合征患者戒烟。过量饮酒可诱发或加重代谢综合征各组分病症，嗜酒者代谢综合征的发病风险比非饮酒者高约 23.7%。此外，长期酒精摄入会导致肌肉Ⅱ型纤维（快肌）萎缩，产生慢性酒精性肌病，因此老年人应该限酒。

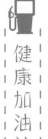

健康加油站

对老年人来说，究竟什么是"理想体重"

对于"三高"人群来说，减肥是一个日常话题，但现在又说老年人要注意营养、防止老年肌少症，那么对老年人来说，究竟什么是"理想体重"呢？正常成年人的身体质量指数（BMI）建议为 18.5~23.9kg/m²，≥24kg/m² 为超重，≥28kg/m² 为肥胖。但在老年人群，为了维持和保护老年人的整体健康水平，目前老年医学学术界普遍认为，65 岁以上的老年人体重标准应该放宽，并且随着年龄增长，标准应更宽松。2023 年 9 月中国营养学会发布《中国高龄老年人体质量指数适宜范围与体重管理指南》，推荐中国高龄老年人（≥80 岁）的体重指数适宜范围放宽为 22.0~26.9kg/m²，以减少或延缓老年相关疾病及其并发症、预防不良健康结局事件的发生。如一个身高 170cm 的成年人应该维持 53.5~69kg 体重。但一个身高 170cm 的 80 岁老年人，理想体重是

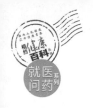

63.5~78kg，只要在 63.5kg 以下都认为具有营养不良的风险，应该及时干预。所以老年人应多吃肉，少吃油、盐、糖，保持微胖体型。

（张钰旻　刘　娟）

四

痛风

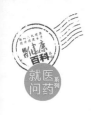

8. 哪些老年人易患**痛风**

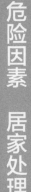

关键词

痛风 危险因素 居家处理

很多经历过痛风的人有这样深刻的体会：上床睡觉时还好好的，后半夜突然因脚痛痛醒，而且疼痛感越来越严重，关节红、肿、热、痛，疼痛的剧烈程度真的是"风吹一下都能痛得掉眼泪"，名副其实的"痛风"。很多有过一次痛风经历的老年人往往想到痛风就心惊胆寒。那么痛风喜欢找什么样的老年人"欺负"呢？

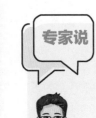

痛风的高危人群主要见于以下几类。

有痛风家族史人群　数据显示，3.5%~25%的痛风患者是有痛风家族史的，也就是说痛风会受到遗传因素的影响。

代谢异常人群　本身就有代谢综合征的老年人，如高血糖、高血脂、肥胖、高血压，易患有高尿酸血症，导致痛风。

特殊饮食偏好人群　长期喜欢吃肉类、海鲜类和动物内脏，并有饮酒、喝饮料、吃火锅、喝荤汤习惯的人群。

慢性肾病人群　有慢性肾病、肾功能不全的患者由于肾脏的损伤，肾脏对尿酸的排泄减少，会导致高尿酸血症，容易出现痛风。

有关节病人群 老年人如果关节受过伤，或者患有关节炎，容易诱发痛风发作，加快病程进展。

此外，一些药物，如阿司匹林、利尿性降压药、抗生素、免疫抑制剂、抗凝剂，可干扰尿酸在肾小管的重吸收，减少尿酸从肾脏排泄，长期服用这些药物的老年人应定期监测尿酸，谨防痛风发生。还一些抗肿瘤药，可致大量的细胞死亡裂解，释放大量嘌呤，使尿酸浓度大幅升高，导致痛风急性发作，在使用过程中也需要多加注意。

健康加油站

急性痛风的居家处理

急性痛风性关节炎发作时，患者多因午夜足痛惊醒，疼痛如刀割或咬噬样，难以忍受。由于疼痛及运动受限，老年人表现出焦虑不安、情绪忧郁，引起自主神经功能紊乱。除了及时就医给予相应药物治疗外，老年人往往要学会自我调适心理，采用积极正确的态度对待自身疾病，积极配合治疗，避免因紧张加重病情。

痛风一旦急性发作，应在 24 小时内使用消炎镇痛药，使用越早，效果越好，因此强烈推荐痛风患者随身携带治疗痛风发作的非甾体抗炎药。注意多饮水，只要肾功能正常，每天应饮水 2 000mL 以上，低嘌呤饮食。如果长期服用降尿酸药，无须停药。注意卧床休息，抬高患肢，尽量减少搬动，保护疼痛部位免受

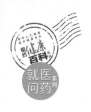

损伤，避免负重，一般在关节疼痛缓解 3 天后再开始
逐渐恢复活动。建议穿着舒适宽松的鞋袜，避免足部
血液循环不畅，注意保暖避寒。肿痛的关节局部不宜
用冷敷或热敷。冷敷不利于炎症吸收和消散，容易导
致尿酸进一步沉淀，使局部炎症加重；热敷可使病变
部位充血、水肿加剧，反而加重红肿热痛的症状。当
炎症消退、关节不再疼痛时，老年人可采取不活动关
节的等长、等张收缩来强化肌肉的主动运动。

（张钰旻　刘　娟）

9. 老年**痛风**患者应该 如何科学饮食

"痛风"这个以前只有有条件放肆吃喝的达官贵人才会惹上的
"富贵病"，现已成为我国仅次于糖尿病的第二大代谢性疾病。在大家
的印象里，一旦得了痛风，那就"这不能吃、那不能吃"。确实，对
痛风患者来说，饮食控制极为重要。那么，对于老年痛风患者应该如
何科学饮食呢？

痛风饮食治疗的总体原则可以总结为"三低一
多"。"三低"指的是低嘌呤饮食、低盐低脂饮食、低

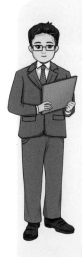

体重（即减轻体重）；"一多"指的是多饮水。过去主张痛风患者无嘌呤或严格限制富含嘌呤的食物，但长期采用这种饮食方式不仅让生活无趣，而且也限制了老年人的蛋白质摄入，会导致蛋白质营养不良。因此，目前最新的建议为在老年人痛风急性期给予低嘌呤饮食，而在痛风缓解期，即高尿酸血症的状态时，建议及时服用降尿酸药，饮食可适当放宽。

多饮水，戒烟限酒 每日饮水量应保证尿量在1 500mL 以上，最好＞2 000mL。同时提倡戒烟，禁啤酒和白酒，饮红酒宜适量。喝饮料前要注意看一下配料表，减少含糖量较高（包括果糖）的饮料，添加"果葡糖浆""白砂糖""蜂蜜"的最好都不要喝。

不吃动物内脏、肉汤，少吃红肉 不吃动物内脏，包括肝脏、肾脏、大脑等；不喝浓肉汤、鱼汤、海鲜汤等。在痛风急性期不要吃各种红肉（牛肉、羊肉、猪肉等），可通过牛奶、鸡蛋来补充蛋白质。

少吃海鲜类食物 在急性期内，贝类、牡蛎和螃蟹等带甲壳的海产品；一些鱼类，如黄鱼等都不要吃。

减少脂肪摄入 脂肪本身会阻碍肾脏对尿酸的排泄，高脂饮食还会导致肥胖和代谢紊乱。所以吃"肉"要选脂肪含量低的；控制烹调用油，植物油每天 20~30g；花生、核桃、瓜子等坚果含脂肪多，也要少吃。

少吃精制碳水化合物 碳水化合物提供的能量占总能量的

痛风 低嘌呤饮食

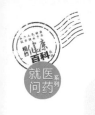

50%~60%，宜选择血糖生成指数低的食物。鼓励全谷物食物占全日主食量的 30% 以上，多吃蔬菜，全天膳食纤维摄入量达到 25~30g。

再次重申，当老年痛风患者长期服用降尿酸药，已将血尿酸水平控制到 300mmol/L 以下，可适当放宽饮食，增加动物蛋白的摄入，以避免营养不良、肌少症、衰弱等老年综合征的发生风险。

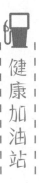

健康加油站

素食中暗藏的尿酸"炸弹"

在生活中，一些素食的嘌呤含量其实并不低，如果老年人摄入过多，也易诱发痛风，故需要注意。

十字花科植物 像花菜、西蓝花等十字花科植物，由于会抑制尿酸排出，所以尿酸高的人不能多吃。

豆制品 虽然大豆的嘌呤含量为 186~218mg/100g，属于高嘌呤含量的食物，但大豆经过加工后嘌呤含量具有较大差异。一般豆浆、豆花、新鲜豆腐、纳豆等嘌呤含量较低，而豆粉、腐竹、豆皮等嘌呤含量相对偏高。此外，豆苗菜、黄豆芽属于高嘌呤食物，其中嘌呤含量约为 500mg/100g，在日常饮食中需要注意。

芦笋 芦笋的嘌呤含量高达 500mg/100g，甚至比部分海鲜还要高。

菌菇类 菌菇类的嘌呤含量普遍比较高，如 100g 鲜香菇的嘌呤含量约为 214mg，而干香菇的嘌呤含量可达到 405mg。

紫菜 每 100g 紫菜中含有约 274mg 嘌呤，丝毫不逊于肉类。

草酸含量高的蔬菜 菠菜、茭白、韭菜、苋菜、竹笋等蔬菜草酸含量较高。摄入过多的草酸会在体内和尿酸争夺排泄机会，还会阻碍肠道对尿酸的吸收，所以不要一次性食用过多。

（张钰旻　刘　娟）

第九章

老年泌尿生殖系统疾病

—

尿频、
尿急、
尿潴留

1. 老年人**尿频**、**尿急**的常见原因有哪些

"我一喝完水就想上厕所""明明刚上完厕所，没过几分钟又想去""一晚上起夜四五次，根本睡不好"……俗话说"小儿觉多，老人尿多"，在日常生活中，被尿频、尿急困扰的老年人不在少数。不要理所当然地认为尿频、尿急是老年人自然衰老的正常现象，对健康没有什么大危害，从而忽视了检查和治疗，正确认识尿频、尿急背后可能隐藏的疾病风险才是避免疾病进展的最好方法。那么老年人尿频、尿急的常见原因有哪些呢？

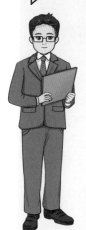

专家说

尿频是指在正常饮水量的情况下，白天排尿次数大于 8 次，夜间排尿次数大于 2 次，且每次尿量小于 200mL；尿急是指一有尿意即迫不及待地要排尿，难以控制。引发尿频、尿急的常见原因如下。

泌尿系统感染　老年人容易出现泌尿系统感染。在炎症刺激下，可能出现尿频、尿急、尿痛症状，被称为"尿路刺激征"。

膀胱及尿道功能障碍　老年人生理功能下降，部分人还进行过泌尿系手术，上述原因使调控膀胱收缩的神经功能失调，膀胱会不自主收缩，容易引发尿频。男性前列腺增生、前列腺癌等，女性子宫脱垂、阴道

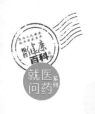

前后壁脱垂等使膀胱储尿能力减弱，也会导致尿频及夜尿增多。

异物梗阻　尿道及阴道异物梗阻可导致尿频、尿急现象，常由于女性放置子宫托引发。

神经精神性因素　神经精神性因素引起的尿频，常伴有焦虑、抑郁等症状，且常见于白昼或夜间入睡前，泌尿系统和神经系统无器质性改变。

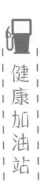
健康加油站

如何管理老年人的尿频

药物治疗　针对具体病因选择合适的药物治疗，如抗生素、前列腺治疗药物等。

调整生活习惯　控制夜间饮水量，避免摄入具有利尿作用的饮料和食物。

康复训练　针对膀胱过度活动症进行膀胱康复训练，提高膀胱容量。

心理支持　针对与心理因素相关的尿频、尿急，提供心理支持和咨询服务，缓解老年人的心理压力。

定期检查　老年人应定期进行泌尿系统检查，及早发现并处理引起尿频、尿急的潜在问题。

（唐世琪）

2. 老年人如何改善**尿失禁**

尿失禁是指尿液不自主地经尿道流出，将严重阻碍老年人的正常社会交往，被称为"社交癌"。

老年人可以通过以下方式改善尿失禁。

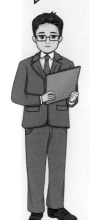

正确认识疾病　尿失禁是一种临床症状，在老年人中广泛存在，很多疾病均可以引起尿失禁，早期干预和治疗可以很好地改善尿失禁的频率和程度。

调整生活方式　戒烟限酒，远离咖啡和浓茶；控制每日饮水量在 2 000mL 左右，减少夜间饮水量；健康饮食，科学运动，适度减轻体重，采取上述措施能改善肥胖女性的尿失禁症状。

养成定时排尿的习惯　对于认知障碍的老年尿失禁患者，建议在白天每隔 2 小时，在夜晚每隔 4 小时定时排尿，加强患者行为训练，重建排尿模式。

进行盆底肌训练　盆底肌是支撑膀胱和肠道的重要肌群，盆底肌训练是治疗尿失禁的一线康复治疗措施，可增强盆底肌的收缩力，提高尿道内压，并能抑制逼尿肌不自主收缩，从而减少尿失禁。

积极治疗原发病　积极治疗和控制肥胖、糖尿病、前列腺增生、帕金森病、阿尔茨海默病等慢性病，能够减少甚至避免尿失禁的发生。

关键词

尿失禁　社交癌　盆底肌训练

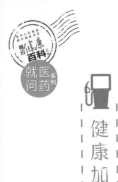

健康加油站

老年人尿失禁有哪些类型

压力性尿失禁　指伴随体力活动或做如咳嗽、打喷嚏等使腹压升高的动作时出现的尿失禁，主要见于女性患者。

急迫性尿失禁　指伴有尿急感而出现尿液不受控制地流出，多由逼尿肌过度活动、膀胱有效容量减少、膀胱重度感染等因素引起。

充盈性尿失禁　又称"假性尿失禁"，指膀胱内压力超过尿道压而出现的尿液不自主溢出的现象，如前列腺增生可出现此类尿失禁。

神经源性尿失禁　是神经系统病变引发的膀胱和/或尿道功能障碍导致的尿失禁的总称。

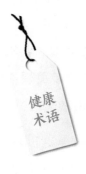

健康术语

盆底肌训练　指患者有意识地对盆底肌（以耻骨尾骨肌群为主）进行主动收缩和放松练习，通常可以理解为配合呼吸进行的收缩肛门的运动。训练初期，可以持续收缩盆底肌 2~3 秒，放松 5~10 秒，每组 10 次，连续训练 3 组以上。后期可循序渐进地将持续收缩时间增加到 5~10 秒，放松 5~10 秒，反复进行，逐步增加盆底肌的力量和控制力。

（唐世琪）

3. 老年人如何应对**尿潴留**

有人说:"活人不会被尿憋死!"正常情况下当然不会,但在老年人群中,有排尿困难这种难言之隐的不在少数,甚至有部分老年人会因为排尿困难而拒绝就医,任其发展,最终诱发各类疾病,严重时危及生命。对于老年人群排尿困难的症状,医学上称为"老年性尿潴留"。

老年性尿潴留是指老年人由于各种原因而引发的排尿障碍,其中比较常见的原因如下。

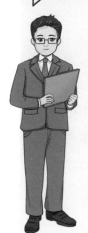

机械性梗阻　是由于尿道堵塞或尿道周围的机械压迫而引起排尿障碍,如膀胱结石、尿道结石。男性患者常见于前列腺炎、前列腺肥大、尿道外伤、尿道狭窄等;女性患者常见于尿道炎症、子宫脱垂等。

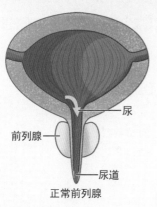

尿
前列腺
尿道
正常前列腺

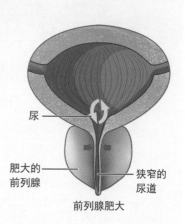

尿
肥大的前列腺
狭窄的尿道
前列腺肥大

关键词

尿潴留　排尿障碍　老年人群

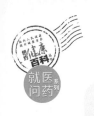

动力性梗阻　中枢神经病变、周围神经病变、手术所致神经病变都可导致膀胱动力减弱，膀胱逼尿肌无力，出现排尿困难，从而引起尿潴留。

药物性因素　某些药物，如阿托品、东莨菪碱等松弛平滑肌的药物，或非甾体抗炎等，可能对膀胱产生刺激，从而出现排尿困难，引起尿潴留。

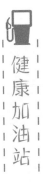

如何应对尿潴留

明确病因　导致尿潴留的病因很多，出现排尿困难，应该及时前往医院明确病因后对症治疗，切勿延误病情。老年患者应积极配合医生的各项操作，必要时留置导尿管。

少量多次饮水　如无需要对饮水量加以注意的特殊情况，每日应该少量多次饮水，使总饮水量达到每日2 000mL 左右，以减少尿路感染及结石的风险。

训练逼尿肌功能　可以通过提肛运动来帮助恢复逼尿肌功能，有效防治膀胱萎缩。

（唐世琪）

二

其他泌尿生殖系统问题

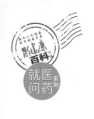

4. 老年男性**性功能障碍**的临床表现有哪些

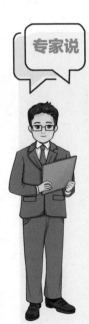

随着年龄的增长，老年人身体的各项功能有所减退，包括男性性功能。老年男性常常感到性欲缺乏、疲劳、力不从心……临床上老年男性性功能障碍主要有哪些表现呢？

专家说

性功能障碍是指不能进行正常的性行为，或在正常的性行为中不能获得满足，主要体现为性行为和性感觉障碍，包括性心理和性生理反应的异常或者缺失。老年男性性功能障碍主要包括性欲障碍、勃起功能障碍和射精障碍等，临床主要表现如下。

性欲障碍　这部分老年男性主要表现为对性生活缺乏兴趣，甚至厌恶等，其中也包括少部分老年男性的性欲亢进，主要是指性欲过旺、异常性兴奋、对性生活迫切需要、频次明显增加等。

勃起功能障碍　俗称"阳痿"，主要是指性交时，阴茎不能持续维持充分的勃起以获得满意的性生活，简单来说就是阴茎勃起困难、勃而不坚。

射精障碍　主要包括早泄、射精无力、不射精、延迟射精和逆向射精等。其中，早泄是指性交前或者性交刚开始不久就出现射精，它与勃起功能障碍是老年男性性功能障碍中比较常见的表现。精液不能喷射而出、缓慢流出、没有射精快感是射精无力的症状。不射精、延迟射精是指阴茎能正常勃起和性交，但是不能或者需要长时间刺激才能射出精液。逆向射精是阴茎能勃起和进行性交活动，并随着性高潮而射精，但精液未能射出尿道口外而逆行经膀胱颈反流入膀胱内。当老年患者遇到这类射精障碍问题时，建议尽早到泌尿外科进一步明确诊治，以改善性生活质量。

（殷　实）

5. 老年**肾衰竭**患者在日常生活中需要注意哪些问题

随着人口老龄化的不断加剧，老年肾衰竭的发病率逐渐上升。那么，老年肾衰竭患者在日常的生活中需要注意哪些问题呢？

专家说

合理用药　由于肾功能下降，老年肾衰竭患者对药物的代谢和排泄能力减弱。因此，在使用药物时需要格外慎重。患者应严格遵医嘱，医生应根据患者的

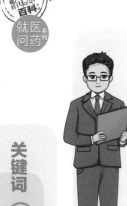

具体情况调整药物剂量，避免使用可能对肾脏有毒性的药物。

合理控制血压和血糖　老年肾衰竭患者常伴随高血压，而高血压是加速肾衰竭进展的主要因素。因此，患者需要保持血压在良好的控制范围内，遵照医嘱按时服用降压药，监测血压，定期进行调整，同时也需要避免低血压的发生。糖尿病肾病是肾衰竭的另一主要病因，伴有糖尿病的老年肾衰竭患者需要在医生的帮助下选择适合自己的降糖方案，合理控制血糖，避免血糖过高或过低。

蛋白质摄入管理　蛋白质代谢产生的代谢废物由肾脏排泄，而老年肾衰竭患者的肾功能受损，对蛋白质的排泄能力减弱。因此，需要合理控制蛋白质的摄入量和种类，以减轻肾脏的负担。患者需要根据医生或营养师的指导，选择优质的蛋白质来源并适量摄入。

定期监测肾功能　老年肾衰竭患者需要定期监测肾功能指标，如血肌酐、尿蛋白等。这有助于及时发现肾功能的变化，以便医生采取相应的干预措施，防止病情进一步恶化。

心理健康关怀　慢性病可能对患者的心理产生负面影响。在日常生活中除了要关注老年肾衰竭患者身体上的需求，也需要关注他们的心理需求。患者可以多与家人、医护人员进行沟通，获得心理支持，有助于缓解焦虑和抑郁情绪；患者的家人和医护人员也应该给予患者心理关怀，帮助其保持积极的生活态度。

老年肾衰竭患者在日常生活中的注意事项涉及多个方面，需要医护团队、患者及家属共同努力。

（殷　实）

6. 哪些老年慢性病治疗药物容易引发或加重**肾损伤**

肾脏是人体内较早衰老的器官，随着年龄的增长，肾功能也随之减退。同时，随着老年人患有的基础疾病的数量增加，需要服用的药物也随之增多，使得老年人成为药物相关肾损伤的高危人群。哪些老年慢性病治疗药物容易引发或加重肾损伤呢？

常见的容易引发或加重肾损伤的老年慢性病治疗药物如下。

解热镇痛药　生活中常说的"镇痛药"或"退热药"，大多属于非甾体抗炎药。然而，长期或高剂量使用这类药物可能引起肾小管功能障碍，甚至导致急性肾衰竭。老年人在使用这类药物时应慎重，以小剂量作为起始剂量，并严格遵循医生的建议。

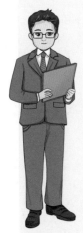

常见药物：对乙酰氨基酚、布洛芬、阿司匹林、吲哚美辛等。

血管紧张素转化酶抑制剂 / 血管紧张素受体拮抗剂 这类药物有着平稳的降压效果及靶器官保护作用，不仅在高血压患者当中应用广泛，同时也在心力衰竭、糖尿病肾病等的治疗中发挥着重要作用。但是需要注意，这类药物同时也可能影响肾脏血流动力学导致肾损伤。因此在服用这类药物时，老年人需要定期监测肾功能和血压，以确保药物使用的安全性和有效性。双侧肾动脉狭窄、重度肾功能不全的患者应避免使用。

常见药物：缬沙坦、厄贝沙坦、贝那普利、依那普利等。

利尿药 利尿剂通过作用于肾脏，促进水和电解质排泄，达到增加尿液排出的目的，是治疗老年人慢性心血管疾病的常用药物。长期使用利尿剂，如袢利尿剂、噻嗪类药物等可能引起脱水和电解质紊乱，进而可能对肾功能造成损伤，老年人需要严格遵医嘱用药，定期监测肾功能。

常见药物：氢氯噻嗪、呋塞米、螺内酯等。

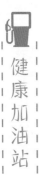

健康加油站

如何预防和识别药物相关的肾损伤

药物治疗过程中，如出现以下症状，需要警惕肾损伤的发生：尿少、尿液泡沫增多且不易消退、血尿、夜间排尿增多、不明原因乏力、眼睑及双下肢水肿、血压升高、不明原因的食欲不振甚至伴恶心、呕吐、贫血等情况，需要考虑药物造成的肾损害，应及时去医院就诊。

（殷　实）

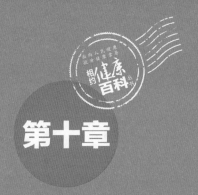

第十章

其他老年常见健康问题

绝经后问题

1. 女性**围绝经期**及**绝经后**
有哪些生理变化及注意事项

告别了家庭事业两边兼顾的艰苦时期，女性拥有了经济实力和私人时间，本该开始享受高质量的生活，然而，有一部分女性却被"更年期"打乱了节奏。所谓的"更年期"，现在被称为"围绝经期"或"绝经过渡期"，随后就是"绝经后期"。有人说，更年期是一种病，会像唐僧一样絮絮叨叨，像孙悟空一样暴躁易怒，像八戒一样大腹便便，像沙僧一样敏感多疑。那么在女性这一特殊阶段将会经历怎样的生理变化，又应该注意些什么呢？

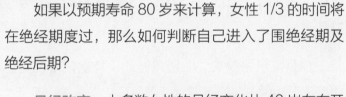

如果以预期寿命 80 岁来计算，女性 1/3 的时间将在绝经期度过，那么如何判断自己进入了围绝经期及绝经后期？

月经改变 大多数女性的月经变化从 40 岁左右开始，绝经年龄平均为 49.5 岁。在这段时间里，少数女性可能出现功能性子宫出血，甚至造成严重贫血。

泌尿生殖道改变 女性的生殖器官开始萎缩，黏膜变薄，易发生老年性阴道炎及性交疼痛、憋不住尿等。

神经精神症状 主要表现为面部潮红、阵阵发热、

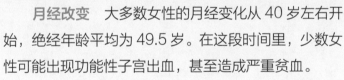

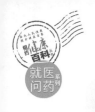

出汗等血管舒张症状以及情绪不稳定、激动易怒、抑郁多烦、记忆力减退、工作能力下降等问题。

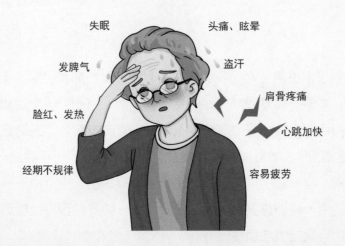

失眠   头痛、眩晕

发脾气   盗汗

脸红、发热   肩骨疼痛

心跳加快

经期不规律   容易疲劳

皮肤和毛发变化 皮肤的皱纹逐渐增多，部分女性出现皮肤瘙痒，毛发开始变白、脱落。腹部和臀部脂肪增多，容易发胖。

心血管系统改变 血压易波动，常出现高血压、心前区闷痛不适、心悸、气短等症状，动脉硬化发生率以及冠心病发病率上升。

骨质疏松 从 40 岁左右起，女性骨质开始脱钙，钙丧失较多，如不补钙，可导致骨质疏松。

围绝经期有哪些注意事项

健康体检　围绝经期的来临意味着女性的卵巢功能开始逐渐下降，雌激素水平开始降低，需要更加关注自身健康。每年的健康体检可以对慢性病及其风险因素进行筛查与评估，并提供健康指导建议及干预方案。

食动平衡　营养均衡，食不过量，控制总热量的摄入；每天应该坚持 30~60 分钟的有氧运动，保持热量摄入与消耗之间的平衡。

健康社交　随着年龄的增长，女性社交圈可能逐渐缩小，保持健康的社交对女性来说非常重要。健康社交关系可以促进身心健康、增强幸福感，增添乐趣和意义，缓解围绝经期的情绪症状。

必要时补充外源性雌激素　如果围绝经期症状明显，已经严重影响日常生活，可以在绝经早期（窗口期）就医，经过医生系统评估，必要时可采用激素替代治疗，一定程度上可以缓解绝经相关症状，切记不能自行用药。

（唐世琪）

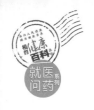

2. 哪些老年女性能够从补充
外源性雌激素中获益

雌激素的主要功能是刺激女性生殖系统生长发育，促进并维持女性第二性征，除此之外，对女性还有其他方面健康益处。进入绝经期或绝经后期，雌激素依然对女性意义重大，在医生的指导下适当地补充小剂量雌激素可缓解大部分绝经相关症状。

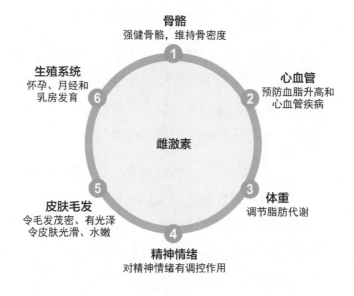

骨骼
强健骨骼，维持骨密度

心血管
预防血脂升高和心血管疾病

体重
调节脂肪代谢

精神情绪
对精神情绪有调控作用

皮肤毛发
令毛发茂密、有光泽
令皮肤光滑、水嫩

生殖系统
怀孕、月经和乳房发育

雌激素

专家说

女性从 45 岁左右开始，由于卵巢功能衰竭，雌激素波动性下降甚至缺乏，导致女性出现绝经相关症状，如乏力虚弱、易激惹、睡眠障碍、肌肉骨骼关节疼痛和潮热出汗等。随着雌激素缺乏时间的延长和程度的加深，还会出现反复的泌尿系统感染、骨质疏松、心脑血管病等绝经相关疾病。在以下情况下，老年女性能够从补充外源性雌激素中获益。

绝经期症状　补充外源性雌激素能快速有效地缓解潮热、盗汗、泌尿生殖道萎缩、情绪改变、抑郁、焦虑、睡眠障碍等绝经相关症状。

绝经后骨质疏松症　补充外源性雌激素能够预防绝经后骨量快速丢失及骨质疏松，降低骨折风险。

绝经期抑郁症状　补充外源性雌激素可改善围绝经期女性的抑郁症状。

绝经期泌尿生殖道症状　绝经后雌激素缺乏可引起泌尿生殖道萎缩，出现阴道干涩、灼热、干涩、反复发作的萎缩性外阴阴道炎等症状，局部补充外源性雌激素可明显改善上述症状。

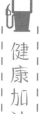

健康加油站

什么时间补充外源性雌激素

开始补充外源性雌激素的时间主要根据症状和激素水平来判断。老年女性出现雌激素缺乏症状，建议前往妇科内分泌门诊或绝经期门诊就诊，由医生评估后决定是否需要补充外源性雌激素。

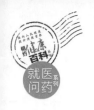

　　补充外源性雌激素的最佳"窗口期"为 60 岁以前或者绝经 10 年以内，应该在排除禁忌证后，由医生指导尽早开始。超过"窗口期"的女性应该在医生的指导下补充外源性雌激素。

（唐世琪）

二

晚期肿瘤

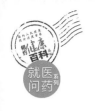

3. 为什么老年女性需要常规做
"两癌"筛查

关键词

乳腺癌 宫颈癌 「两癌」筛查

"两癌"是指宫颈癌和乳腺癌，是女性非常常见的恶性肿瘤，是危害女性健康的两大"杀手"。老年女性应该定期进行宫颈癌、乳腺癌筛查，及早发现癌前病变或早期癌症，做到早诊早治。

专家说

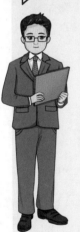

常规做"两癌"筛查的原因

"两癌"早期症状不明显，容易被忽视；但有一个共同点，即通过定期检查尽早发现，乳腺癌及宫颈癌的治愈率高达 90% 以上，因此对这两种癌症的定期筛查具有重要意义。

"两癌"筛查的好处

早期发现癌症　由于女性生理构造和疾病的特殊性，"两癌"在早期很难发现症状。一旦感觉身体不舒服，往往已经是癌症的中期或晚期，错过了最佳治疗时间。定期进行"两癌"筛查可以帮助提前发现癌前病变或者早期癌症，尽早采取最有效的治疗手段，减轻治疗相关负担。

发现其他潜在疾病　由于女性的生殖器官比较隐秘，日常情况下并不容易及时发现其健康状况。"两癌"筛查其实不仅针对"两癌",利用先进的医疗设备,也有助于发现其他潜在的乳腺科和妇科疾病。

促进健康生活 定期进行"两癌"筛查,可以帮助老年女性更好地了解自身的身体状况,并且在医生的科学指导下有针对性地对自己的健康情况进行护理和保健,避免发生疾病。

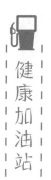

健
康
加
油
站

女性"两癌"筛查的方法

乳腺癌筛查

定期进行乳腺癌筛查是早期发现无症状乳腺癌的主要措施,按《中国女性乳腺癌筛查与早诊早治指南》建议如下。

乳腺自查 20 岁以后每月检查一次。

临床体检 20~29 岁每三年检查一次,30 岁以后每年检查一次。

超声检查 35 岁以后每年检查一次乳腺超声,40 岁以上每两年检查一次。

X 线检查 35 岁摄基础乳腺片,普通人群每两年检查一次乳腺 X 线;大于 40 岁每 1~2 年检查一次乳腺 X 线;60 岁以后可隔 2~3 年检查一次。

宫颈癌的筛查

筛查起始年龄 25 岁。

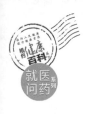

筛查方法　25~64 岁女性每 5 年进行一次人乳头瘤病毒（HPV）核酸单独检测，或联合筛查；或每 3 年进行一次细胞学检查。

筛查终止年龄　65 岁以上女性，如既往有充分的阴性筛查记录（即 10 年内有连续 3 次细胞学筛查，或连续 2 次的 HPV 筛查或联合筛查，且最近一次筛查在 5 年内，筛查结果均正常），并且无子宫颈上皮内瘤变、HPV 持续感染，以及无因 HPV 相关疾病治疗史等高危因素，可终止筛查。对 65 岁以上女性，如从未接受过筛查或 65 岁前 10 年无充分阴性筛查记录或有临床指征，仍应进行子宫颈癌筛查。

（唐世琪）

4. 什么是"三阶梯药物止痛治疗"

　　肿瘤疼痛指肿瘤直接引起的疼痛，或是特殊治疗带来的疼痛，严重影响癌症患者的生活质量，甚至会造成治疗中断。肿瘤疼痛是肿瘤患者很常见的症状，在肿瘤的各个分期、各种治疗期间，甚至长期生存患者中都可能出现。疼痛是人类的第五大生命体征，控制疼痛是患者的基本权益。对于肿瘤疼痛，患者应该如何应对呢？

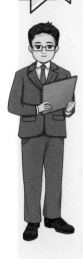

1982 年，在意大利召开的世界卫生组织大会首先提出了"三阶梯药物止痛治疗"。"三阶梯药物止痛治疗"按不同的疼痛等级，对癌症患者给予不同类型的镇痛药。

第一阶梯：轻度疼痛　对于轻度疼痛的患者，可以使用非甾体抗炎药镇痛，如对乙酰氨基酚、布洛芬。这些药物相对来说不良反应较少，但应注意避免长期使用或过量使用。

第二阶梯：中度疼痛　对于中度疼痛的患者，可以使用弱阿片类药物，如可待因、曲马多。这些药物对消化道等不良反应相对较少。

第三阶梯：重度疼痛　对于重度疼痛的患者，可以使用强阿片类药物，如吗啡、羟考酮。这些药物有较强的镇痛作用，过量使用会出现便秘、尿潴留甚至呼吸抑制等不良反应，因此在使用时应该严格把握用药指征并控制药物剂量，密切监测患者的不良反应。

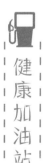

如何应对肿瘤疼痛

面对肿瘤疼痛，患者和家属在治疗过程中扮演着关键角色。下面有一些建议帮助肿瘤患者应对肿瘤疼痛。

与医生沟通　患者应该与医生保持良好的沟通，详细描述疼痛的性质、强度和影响日常生活的程度。

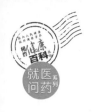

只有通过充分沟通，医生才能更准确地制订个性化的
止痛治疗计划。另外，不少肿瘤患者因为害怕成瘾而
不敢口服镇痛药。充分的医患沟通有助于患者了解控
制疼痛、提高生活质量的重要性。

按时用药　患者要按照医生的建议按时用药，避
免自行减量或停药。对于阿片类药物，应在医生的指
导下逐渐减量，以防止依赖性和戒断症状的发生。

注意不良反应　使用药物治疗时，患者应密切关
注不良反应，如恶心、呕吐、便秘等。患者应及时和
医生沟通不良反应，以便医生及时调整和处理。

寻求社会支持　家庭成员和朋友的支持对患者的
心理健康至关重要。可以尝试加入线上或线下病友群，
分享患病后的感受和治疗经验，有助于缓解患者的心
理负担。

（殷　实）

5. 老年**晚期肿瘤**患者的 **舒缓治疗**包括哪些内容

随着我国人口老龄化的进展，老年人肿瘤的发病率和病死率逐
年增高，严重影响我国老年人的生命健康。肿瘤以其治愈率较低的特

点，使得绝大多数肿瘤患者经过手术、放疗、化疗及其他治疗后最终仍无法根治，相当于带瘤生存，而带瘤生存引起躯体及精神的严重不适，给晚期肿瘤患者的身心带来了极大痛苦。因此，一种新的治疗方式——舒缓治疗应运而生，那么什么是舒缓治疗呢？

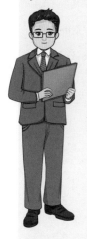

晚期肿瘤患者的舒缓治疗也被称为"姑息治疗"。姑息治疗的含义与治愈性的治疗是对立的，治愈性的治疗是指医生能够给患者创造一个根治性的和治愈性的机会，从而获得长期生存。

舒缓治疗针对不能够治愈的晚期肿瘤患者，如结肠癌多发转移的患者。舒缓治疗并不是放弃治疗，而是既要注意患者躯体的问题，如疼痛、不能进食、恶心、呕吐，帮助缓解老年晚期肿瘤患者的痛苦，还要关注患者及家人的心理、社会及心灵的困扰，另外要关注老年人的身心需求，以及焦虑、绝望的心理，甚至包括患者家属、医生都需要被纳入关注范围。舒缓治疗是一门专注于预防、管理、减轻癌症相关症状、治疗相关不良反应的医学学科，为患者及其家庭提供全面的支持，帮助他们抗击癌症。舒缓治疗主要包括以下几方面内容。

抗肿瘤治疗前 抗肿瘤治疗前，舒缓治疗可以起到协助抗肿瘤治疗的作用，使患者能够顺利地接受治疗。

抗肿瘤治疗过程中 患者会出现耐药，无法进行

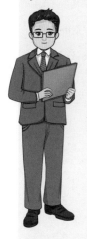

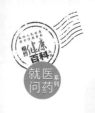

下一步抗肿瘤治疗，以及放化疗带来的不良反应，如疼痛、睡眠困难、胃肠不适等一系列问题。舒缓治疗可以给予患者情感关怀、心理疏导、药物干预、改善疼痛、营养指导以及物理治疗等，从而帮助患者减轻不良反应和精神压力，提高生活质量和生存率。

终末期　进入终末期，舒缓治疗可以最大程度地帮助患者缓解由疾病带来的身体上的不适，帮助患者和家属平和面对，还可以提供法律、财务、保险等咨询。使患者在终末期有尊严地走完人生的最后旅途，和家属更和谐地相处，因此终末期的舒缓治疗也非常重要。

（殷　实）

感知觉受损

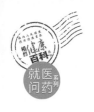

6. 老年人有哪些常见的
视力障碍表现

关键词

视力障碍 视力下降 老花眼

老年人高水平的生活质量离不开良好的视觉功能。很多眼病会导致人体视觉器官损伤、视力障碍，对于老年人群，可导致视力障碍的眼病患病率明显增加，那么老年人有哪些常见的视力障碍表现呢？

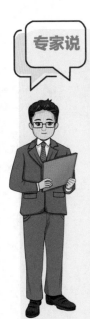

专家说

随着年龄的增加，眼部的退行性改变会影响老年人的视功能，视觉质量下降，即老视，俗称"老花眼"，表现为看近物和阅读困难，如果未及时佩戴合适的眼镜，容易引起视疲劳，视近物模糊甚至出现眼痛、头痛等不适。

大多数眼病会导致视力障碍，而眼病在老年人群中患病率明显增高。在各种眼病中，白内障、青光眼、年龄相关性黄斑变性、糖尿病视网膜病变等是导致老年人视力障碍的常见原因。不同的眼病视力障碍的表现不一，如白内障的典型表现为无痛性渐进性视力下降，患者总觉得有一层毛玻璃挡在眼前；年龄相关性黄斑变性的老年患者可以出现中心暗点、视物变形等；青光眼急性发作的患者可以出现视力突然下降伴头痛、眼痛、恶心、呕吐等不适。

老年人如何应对视力障碍

随着年龄增长，老年人眼部出现的退行性变化和各种眼病患病率的增加，均可导致视力障碍、视觉异常，甚至眼盲，严重降低老年人的生活质量，但这并不意味着老年人只能坐以待毙直至视力丧失。近年来，不断发展的医疗技术使得老年患者重见光明、视觉功能改善等成为可能，如越来越安全、越来越成熟的白内障手术，让很多因白内障导致视力下降的老年患者重新拥有了光明；年龄相关性黄斑变性的治疗因抗血管内皮生长因子的出现有了突飞猛进的发展，大部分患者经过治疗后视觉功能得到了明显改善。老年人出现视力下降、视物异常应及时到医院就诊，有高血压、糖尿病的老年患者应定期到眼科检查，及时、合理的诊疗能大大改善老年人的视觉功能、提高生活质量。

在生活中，提倡预防为主以延缓或减少各种眼病的发生，如合理饮食，饮食上低盐低脂、宜进食富含维生素及优质蛋白的饮食，坚持适当的运动锻炼，保证充足的睡眠、注意用眼卫生、积极治疗慢性病。

（陈　茜）

7. 患有**近视**的老年人不容易得**"老花眼"**吗

很多老年人会出现读书看报时不自觉地头向后仰，或者把书、报拿到更远的地方，看小字看不清或者有重影，长时间看近物感到眼胀、眼酸，这些都是"老花眼"的表现，那是不是患有近视的老年人就不容易得"老花眼"呢？

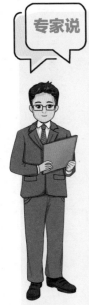

专家说

老花眼，医学上称为"老视"，一般在 40~45 岁开始出现，指的是随着年龄增长，眼睛的调节能力减退，逐渐出现视近困难的情况。人体眼球中有一个晶状体结构，人在视近物时需要晶状体变凸，才能将近距离的物体清晰地成像在视网膜上。随着年龄增长，晶状体弹性下降、变凸能力减弱，调节能力不能满足视近物的需要，表现为视近物困难、易疲劳。

近视的老年人也会患"老花眼"，老视是伴随着衰老而出现的生理性视觉功能退化，不管是视力正常者还是近视者，随着年龄增长，都会出现老视。对于一部分低度近视的患者来说，老视后可能因为老视的度数与近视的度数接近，看近物时近视与老视正好相互抵消，此时，虽出现老视，但可以不出现老视的症状，即视远时需要近视眼镜而视近物时仍能看清楚。但实际上，大多数近视患者，近视的度数与老视的度数常不相同，也就是说，近视的老年人出现老视以后，看远处需要戴上近视眼镜，看近处则需要戴上老花镜。老年人出现老视的表现后应该到医院就诊，佩戴眼镜进行矫正，随着年龄的增长、白内障的发生，近视及老视的度数都会发生变化，需要定期检查。

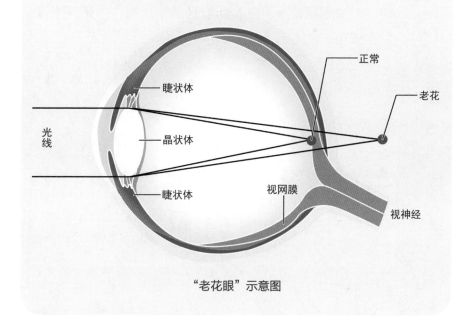

"老花眼"示意图

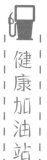

健康加油站

如何延缓"老花眼"的出现

我们眼睛原先的屈光状态、用眼习惯、生活习惯等对老视出现的早晚会产生影响，如用眼过度疲劳、远视的患者会让老视提前报到。以下措施可以延缓老视的出现。

充足的睡眠 至少要保证 6 小时的睡眠时间，规

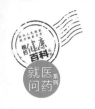

律作息，不熬夜，晚上尽量 11 点前睡觉以保证充分的休息。

注意用眼卫生　减少看电脑和看手机的时间，近距离用眼要注意间隙休息，间隙期可以向远处眺望、做眼保健操等，避免视疲劳。

合理膳食　多进食新鲜蔬菜和水果，补充多种维生素和矿物质。

（陈　茜）

8. **白内障 / 青光眼**的早期发病征兆是什么

随着年龄的增长，很多老年人开始出现视力下降、视觉异常，如近物看不清、复视、看灯光时出现光晕、物体颜色变暗等，白内障、青光眼是老年人视力下降的常见原因，这两种眼疾既可以单独发病，也可以先后发病，还可能同时患病并相互影响，那白内障和青光眼的早期发病征兆是什么呢？

白内障　老年人出现视力缓慢进行性下降，年轻时不近视，老了以后出现近视或者原有近视度数加深、

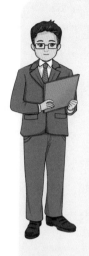

老视度数减轻，这些症状提示白内障的可能，需要及时到医院就诊。

青光眼　大多数青光眼，早期和中期症状隐匿，常没有明显的眼部症状，需要依赖眼科检查发现，当进入疾病晚期出现眼压升高后，患者可以出现眼胀不适或者视力突然下降。青光眼中的一种类型——急性闭角型青光眼，常为眼科急症，患者可以出现严重的眼胀痛、视力明显下降，同时伴头痛、恶心、呕吐等表现。

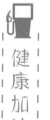

健康加油站

如何预防白内障、青光眼

白内障　白内障是目前全球首位致盲性眼病，随着年龄增长，发病率逐渐增高。可以通过以下措施保护眼睛、减少白内障的发生。例如，出门戴深色太阳镜减少紫外线照射，避免强光照射。饮食上，宜进食富含蛋白质、钙、维生素 C 及微量元素的食物，如鱼类、新鲜蔬菜及水果，少进食动物脂肪及糖。避免眼部外伤，积极防治眼疾和慢性病，特别是糖尿病。定期进行眼科检查也很重要，可以及早发现白内障。

青光眼　青光眼是目前全球第二位致盲性眼病，同时也是首位不可逆致盲性眼病。预防措施如下：避免可能增高眼压的行为，保持乐观的情绪、防止情

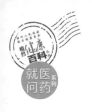

绪波动过大，及时消除不安、紧张、恐惧等不良情绪，如伴随高血压、糖尿病等慢性病时，要重视基础疾病的治疗；养成良好的用眼习惯，不长时间在强光或暗光下过度用眼，避免疲劳用眼，规律作息，睡眠充足，劳逸结合，饮食清淡有营养，远离浓茶与咖啡。有青光眼家族史、年轻时即为远视眼的患者、高度近视的患者，应定期进行眼科检查、排查青光眼。由于青光眼早期不易发现，发现时往往已到中晚期，且视力丧失不可逆转，因而早发现、早诊断、早治疗尤为重要。

（陈　茜）

9. 老年人**慢性耳鸣**的原因有哪些

由于衰老和较多的基础疾病，老年人更易出现耳鸣，表现为耳内或脑内听到异常声音，如嗡嗡声、蝉鸣声、吹哨声，这种声音可能是一种或者一种以上，可以伴或者不伴听力下降，那么，导致老年人慢性耳鸣的原因有哪些呢？

专家说

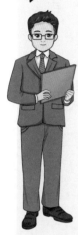

老年人慢性耳鸣的原因如下。

衰老 由于增龄及器官功能下降，老年人可能出现耳鸣，常伴随听力下降。

心血管疾病及内分泌疾病 老年人常见的心血管疾病及内分泌疾病可能导致耳鸣，如高血压、糖尿病、高血脂，可引起耳蜗微循环障碍、内耳细胞损伤而出现耳鸣。

噪声 各种噪声暴露可以导致听觉损伤及耳鸣。

药物 使用具有耳毒性的药物可能导致老年人出现耳鸣，如氨基糖苷类抗生素、化疗药、利尿剂及非甾体抗炎药。

耳部疾病和肿瘤 中耳炎症性疾病，如慢性中耳炎，可能导致耳鸣；内耳的病变，如梅尼埃病、耳硬化症，可能引起耳鸣；部分肿瘤，如听神经瘤、鼓室体瘤也可能导致耳鸣。

睡眠及心理精神因素 失眠、抑郁、焦虑等均可诱发耳鸣，而出现耳鸣后往往会加重失眠，使心理精神状态恶化，将进一步加重耳鸣，形成恶性循环。

其他 其他导致耳鸣的疾病有颈椎病、肝病、肾病、耳部及头部外伤等。

关键词

耳鸣 听力下降 听力保护

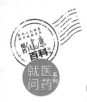

老年人如何应对耳鸣

老年人出现耳鸣，一方面，不能置之不理，错误地认为"耳鸣是老年人的正常表现，不用治疗"，久而久之会出现耳聋；另一方面，也不能错误地认为"十鸣九聋，久鸣必聋"，过度焦虑、紧张引发的睡眠、心理等问题可导致听力下降。出现耳鸣，是身体的一种预警，提醒老年人需要调整生活方式、积极排查全身性疾病，同时，需要及时到医院就诊并早期干预、保护听力。

耳鸣的患者，首先要重视基础疾病的治疗，如高血压、糖尿病；其次，要重视心理、睡眠问题，约半数的耳鸣患者伴有失眠、抑郁、焦虑等问题，当耳鸣影响了心理健康，应及时进行心理评估及干预；最后，提倡老年人养成良好的生活习惯，远离噪声。饮食上，宜低盐、低脂，常进食富含钙、磷脂及维生素 C、维生素 E 的食物，如新鲜蔬菜、豆制品、蛋类等，应戒烟戒酒，结合自己的身体状况进行适宜的体育锻炼，尽量保证充足的睡眠、保持乐观的心态。

（陈　茜）

10. 应该如何护理

视力 / 听力障碍的老年人

老年人出现视力 / 听力障碍后，可出现少言懒动、情绪低落、不愿意外出等，进一步可出现认知功能下降、衰弱、跌倒等不良后果。老年人饱受视力、听力障碍的影响，但寻求帮助的却不多，应该如何护理视力 / 听力障碍的老年人呢？

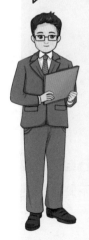

视力 / 听力障碍的老年人需要获得家人更多的理解与支持　视力 / 听力障碍的老年人在活动、备餐、进餐、服药等方面需要得到家人的帮助。视力障碍的老年人家中及活动场所宜光线充足，家具、需要使用的器具及物品宜放在合适的位置且不随意挪动，以便老年人活动及使用。与听力障碍的老年人说话时应清楚大声、放慢语速，避免环境噪声。

积极改善视力、听力　当老年人出现视力 / 听力障碍后，应及时到医院就诊。听力障碍的老年人佩戴助听器除了可以改善听力，还可以减少因听力下降带来的社交隔离、改善认知和心理健康；白内障造成的视力障碍可通过手术恢复，老视引起的视力障碍可以通过佩戴眼镜来矫正。视力 / 听力障碍的老年人应重视基础疾病的治疗，因为高血压、糖尿病等慢性病可

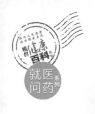

导致视觉、听觉功能进一步受损。良好的生活习惯有助于保护视力、听力，饮食宜低盐、低脂，富含优质蛋白、磷脂、维生素及矿物质，尽量保证充足的睡眠，坚持适宜的运动锻炼。

关注视力／听力障碍老年人的心理健康　视力／听力障碍的老年人常伴有焦虑、抑郁，甚至恐惧、多疑等心理，加强对老年人的心理疏导，当视力／听力障碍影响老年人的心理健康时，应及时进行心理评估及干预。

（陈　茜）

11. 老年人日常如何
保护皮肤

　　"人老皮肉皱，满脸都是沟"大多数老年人会这样形容自己的皮肤。老年人由于皮肤的自然代谢衰老会出现皮肤整体弹性下降，出现皮肤褶皱并容易出现皮肤瘙痒、色素沉着、干燥症、湿疹、皮炎等皮肤疾病。那么老年人日常应该如何保护自己的皮肤呢？

　　皮肤是人体最大的器官，它是隔绝人体与外界环境的天然屏障，随着年龄增长，在内、外因素的共同作用

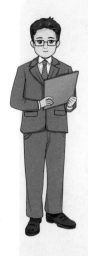

下，皮肤会出现结构和功能变化并最终导致老化。

在日常生活中，老年人更加容易忽略对皮肤的保护，因此，增加了皮肤相关疾病的风险，老年人加强对自身皮肤保护的意识显得尤其重要。

合理洗浴　夏天洗脸水以凉水为宜、冬天用温水较好。老年人洗澡时水温不宜过热，以 40℃ 左右的温水浴为好，水温过高会引起血管扩张，会导致晕倒等意外情况的发生。选择中性浴皂或含有滋润成分的浴液，浴后可以适度涂一些润滑油脂。

皮肤按摩　沿皮肤的血管走行适度按摩可以改善血液循环、防止皮肤弹性减退、眼睑下垂。

适度运动　老年人的运动应适度，以不产生疲劳为宜，运动可以改善血液循环，增强肌肉张力，延缓皮肤老化。

食物多样　食物的多样化是日常养护皮肤的基础，注意营养均衡，常食用蛋白质、B 族维生素、维生素 E、维生素 C、胡萝卜素、微量元素含量较高的食物，如豆制品、鸡蛋、牛奶、菠菜、韭菜、小米、南瓜、西红柿，适当吃一点儿动物肝脏。

适当护肤　选择适合老年人的护肤霜，可以减少皮肤的皱纹和黑斑，但不要使用油脂含量过高的油剂，油脂过多容易堵塞皮脂腺诱发毛囊炎。

戒烟戒酒　烟草中的尼古丁可以引起血管痉挛、血管内皮细胞损伤，影响皮肤血液供应，烟雾中的一氧化碳被人体吸收后与血红蛋白结合降低了血红蛋白的携氧能力，导致皮肤相对缺氧、

皮肤衰老　皮肤护理

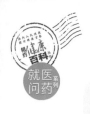

失去弹性与光泽、皮肤干燥。饮酒过多也会影响皮肤中胶原蛋白的合成，导致皮肤松弛和皱纹的形成。

（向　圆　李传昶）

关键词

皮肤危险信号　疣状赘生物　痦子　斑块

12. 有哪些需要警惕的皮肤
危险信号

老年人由于年龄增大，常把自己皮肤的改变归结为"人老了"，因此，很容易忽略一些皮肤疾病的早期征象。当皮肤出现突然增大的"痦子"、非常痒的"斑块"、突出皮肤"锥形的角"、质地坚硬的"疣状赘生物"等，可能是一些皮肤疾病的危险信号，需要及时就医评估。

专家说

老年人会出现色素痣、老年斑、皮角、皮脂腺痣等皮肤改变，这些通常为皮肤的良性肿瘤，但也有转化为恶性肿瘤的可能性，因此要警惕这些皮肤的危险信号。皮肤疾病向恶性转化的表现如下。

黑色素痣　正常的色素痣外观是比较规整的，当出现短时间的变大、颜色不均匀、边缘凹凸不平、颜色深浅不一或表面红肿、糜烂、瘙痒等，需要警惕恶

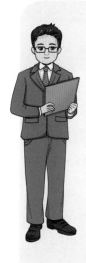

变的可能。

老年斑 呈淡褐色的斑疹或扁平丘疹，一般来说，老年斑是老年人的常见现象，通常没有痒、痛等症状，病情发展缓慢。当斑块在短期内突然增多，斑块边缘变硬，经常破溃出血，并伴有瘙痒及疼痛等，需要警惕恶变的可能。

皮角 皮角是一种皮肤角化病，属于癌前病变。当发现皮肤出现黑褐色、质硬如"干柴状"的外生性赘生物，需要及时就医。

皮脂腺痣 多呈棕褐色、疣状，质地坚硬。少数患者在本病的基础上可发生附件肿瘤，如汗腺肿瘤，甚至可发生转移，应及时就医。

（向　圆　李传昶）

13. 老年人得"**缠腰龙**"的早期症状有哪些

"缠腰龙缠一圈会要命"，这句俗话可是吓坏了不少长"缠腰龙"的人，其发作时疼痛剧烈又顽固，常让患者苦不堪言，严重影响患

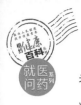

者的正常生活。那"缠腰龙"到底是什么疾病，又应该如何预防和治疗呢？

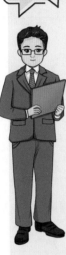

专家说

这个让人"闻风丧胆"的"缠腰龙"，规范的医学名称是"带状疱疹"，它是由水痘 - 带状疱疹病毒感染引起的疾病。在儿童时期感染后会引起水痘，水痘痊愈后，病毒仍然会潜伏在神经节中。成年之后，当免疫功能减弱时，水痘 - 带状疱疹病毒可再度活动，生长繁殖，沿周围神经波及皮肤，发生带状疱疹。

带状疱疹的早期症状表现如下。

全身症状 过度劳累、背负着巨大压力、感冒、感染、高度紧张、抵抗力低下等都会诱发带状疱疹。出疹前一般先有轻度发热、疲倦乏力、全身不适、食欲不振以及患部皮肤灼热感或神经痛等前期症状，也有患者并无前期症状。

皮疹和神经痛 1~3 天后，在一定神经分布区域，如胸部、腰部、腹部、面部等部位出现红斑，继而出现多数成群簇集的粟粒至绿豆大的丘疱疹，迅速变为水疱，内容物透明澄清，并有神经痛。疼痛为阵发性，呈针刺样、烧灼样或者触痛，有时神经痛可延续到皮疹消退数天、数月，甚至数年。

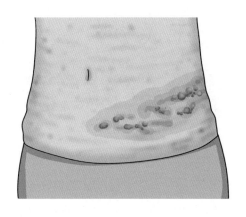

如何预防和治疗带状疱疹

治疗带状疱疹，其治疗目标是缓解急性期疼痛、缩短皮损持续时间、防止皮损扩散、预防或减轻带状疱疹后神经痛等并发症。目前，抗病毒药治疗能有效缩短病程、加速皮疹愈合、减少病毒播散到内脏。所以，患者一旦出现症状，应该及时就医。

50岁及以上成人感染水痘-带状疱疹病毒的比例是99.5%，要预防带状疱疹和带状疱疹后神经痛的发生，应该注意提高机体的抵抗力，注意劳逸结合，不能过度劳累，不能经常熬夜，清淡饮食；另一个更安全、有效的方法就是接种带状疱疹疫苗。

（王　悦　李传昶）

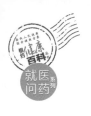

14. 老年人为什么会出现

慢性皮肤瘙痒

皮肤瘙痒症是老年人中一种常见的瘙痒性皮肤问题，老年人因为秋冬季节皮肤瘙痒来就诊时常会有一个疑问："年纪大了，皮肤就变厚、变硬了，为什么还容易发痒？"

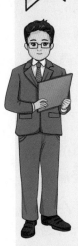

专家说

老年人容易出现慢性皮肤瘙痒的原因大致可分为以下3点。

皮肤老化及新陈代谢减退　随着年龄的增长，老年人的身体包括皮肤就会开始逐渐老化，皮肤的角质层会逐渐变薄。同时，皮肤中的分泌腺，如皮脂腺、汗腺的分泌越来越少，皮肤保湿功能退化，皮肤水分容易流失，看起来越来越干燥。冬天穿的衣服多，容易起静电，时不时就会刺激皮肤，导致瘙痒。

与疾病相关　很多老年人容易出现皮肤瘙痒性疾病，除了生理性的皮肤老化以外，有时候还和老年人容易罹患各种基础疾病有关，如常见的和皮肤瘙痒性疾病有关的糖尿病、肝肾功能异常、血液系统疾病、肿瘤等。建议中老年人应该定期进行体检，一旦发现问题就要及时处理。

不良生活习惯　有些老年人的不良生活习惯会导致皮肤瘙痒性疾病的发生，如在洗澡的时候爱用过热的水来烫洗；认为年纪大了皮肤会"变厚"需要经常用毛巾"搓洗"；认为一定要用肥皂、沐浴露洗澡才算"干净"，但却不知道过度洗涤会破坏皮肤上的皮脂膜，使得皮肤对外界刺激的保护能力减弱。还有相当一部分老年人认为上了年纪以后只吃素食是最好的，有意识地减少脂肪类食物的摄入。其实这些脂肪类食物中所含的蛋白质及维生素（如维生素A、维生素E）对于维持机体正常的新陈代谢以及皮肤功能有着很重要的作用，能有效预防皮肤干燥和老化。

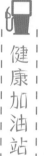

健
康
加
油
站

如何解决皮肤瘙痒问题

1. 尽可能不要去抓挠，否则会引起更大范围的皮肤瘙痒，甚至容易感染。严重的话，要去医院皮肤科就诊，必要时用药物进行控制。

2. 患有慢性病的老年人要遵循医嘱合理用药，平时多保养身体，定期体检，一旦发现问题及时处理。

3. 老年人要合理安排冬季洗澡频率，洗澡时控制水温，不宜长时间泡澡和过度搓背，更不要长期使用碱性肥皂。

4. 饮食方面，应进食健康均衡饮食，不偏食，饮食尽量清淡，不要过多进食油腻荤腥，少吃咸辣食物，尽量戒烟戒酒，多吃蔬菜、水果。

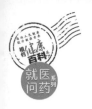

5. 尽量穿着纯棉衣物，尤其是贴身内衣。同时要注意保暖保湿，洗澡和洗脸后使用护肤霜，保持皮肤湿润，减少水分丢失。

（王　悦　李传昶）

口腔问题

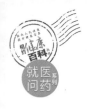

15. 老年人如何进行
口腔护理

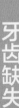
　　虽然牙齿是坚固的器官，但是在长期且不恰当的护理中，牙齿易出现松动甚至牙齿缺失。患有口腔疾病而不重视治疗，还有可能发展成口腔肿瘤。那么，老年人应该如何进行口腔护理呢？

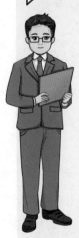

　　老年人大致可以从以下几方面入手做好口腔护理。

　　养成口腔保健意识　提升口腔保健能力，了解刷牙的重要性，掌握正确的刷牙方法，养成饭后漱口等习惯。老年人饭后塞牙的现象很普遍，常规刷牙很难去除牙缝里的食物残渣。有些老年人喜欢饭后用牙签剔牙，但牙签头端尖锐，在不可直视的情况下操作可能损伤牙龈乳头，引起牙龈萎缩、牙龈肿痛，导致牙缝越来越大，食物嵌塞越来越严重。推荐使用牙线和牙缝隙刷。牙线使用方便，只要将牙线轻轻压入牙缝隙里即可将食物残渣带出。饭后及时清理口腔和义齿，每次吃完东西应该用温水漱口，及时冲掉滞留在牙面上的软垢。口腔内若有活动义齿，每次进食后都要尽快取出，用流水清洗义齿或者用牙刷刷洗义齿，夜间睡觉前应将义齿取出，放置在义齿清洁液里浸泡，防止义齿性口炎的发生。

定期进行口腔咨询和口腔检查 建议老年人每半年进行一次口腔检查，如果条件允许，可以每 3 个月检查一次。发现问题应及时处理，防止病情恶化。

调整饮食习惯 进入老年期后，人体的各器官以及组织都逐渐发生了一些退化，味觉和咀嚼能力会逐渐下降，对食物的爱好及需求也会明显减少。老年人应该逐渐减少食糖量，增加蛋白质、矿物质的摄入量至关重要。调整饮食习惯能够有效减缓牙齿老化的速度。

及时修复、治疗缺失的牙齿 这样做可以减轻余牙的咀嚼负担，恢复口腔的基本功能。视个人全身健康状况，在拔牙后 2~3 个月进行缺失牙修复，修复后注意保护已修复的义齿。

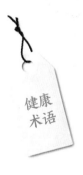

健康术语

义齿性口炎 是指与活动义齿接触的腭、龈黏膜发生的炎症性损害。这是佩戴活动义齿的患者非常容易出现的临床问题，病变主要表现为黏膜亮红色水肿、黄白色条索状或斑点状假膜。患者自觉口干、口腔灼痛。简而言之，义齿性口炎是由于义齿使用不当而导致的口腔炎症，并非义齿制作不当，而是由于患者使用不当，不注意口腔卫生引起的。

（王　悦　李传昶）

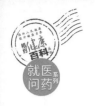

相约健康百科丛书

人物关系介绍

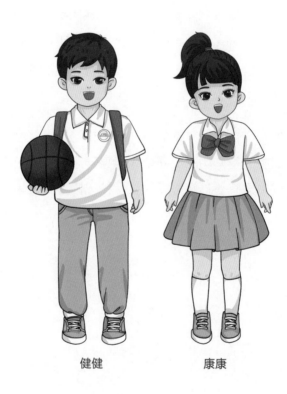

健健　　　　　　康康

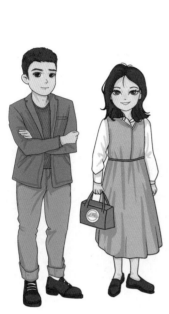

爸爸　　　妈妈

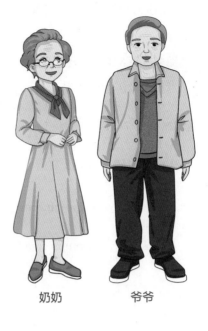

奶奶　　　爷爷

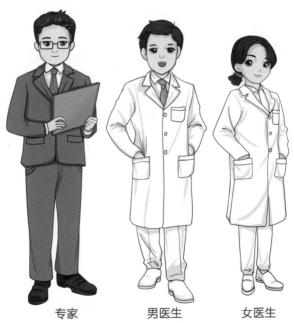

专家　　　男医生　　　女医生

图书在版编目（CIP）数据

老年人就医指导 / 雷光华，于普林主编 . -- 北京 ：
人民卫生出版社，2024. 7. --（相约健康百科丛书）.
ISBN 978-7-117-36604-5

I. R592

中国国家版本馆 CIP 数据核字第 20240LZ443 号

人卫智网	**www.ipmph.com**	医学教育、学术、考试、健康， 购书智慧智能综合服务平台
人卫官网	**www.pmph.com**	人卫官方资讯发布平台

相约健康百科丛书
老年人就医指导
Xiangyue Jiankang Baike Congshu
Laonianren Jiuyi Zhidao

主　　编：雷光华　于普林
出版发行：人民卫生出版社（中继线 010-59780011）
地　　址：北京市朝阳区潘家园南里 19 号
邮　　编：100021
E - mail：pmph @ pmph.com
购书热线：010-59787592　010-59787584　010-65264830
印　　刷：北京瑞禾彩色印刷有限公司
经　　销：新华书店
开　　本：710 × 1000　1/16　印张：25
字　　数：324 千字
版　　次：2024 年 7 月第 1 版
印　　次：2024 年 8 月第 1 次印刷
标准书号：ISBN 978-7-117-36604-5
定　　价：79.00 元

打击盗版举报电话：010-59787491　E-mail：WQ @ pmph.com
质量问题联系电话：010-59787234　E-mail：zhiliang @ pmph.com
数字融合服务电话：4001118166　　E-mail：zengzhi @ pmph.com